Zu diesem Buch Nach ihrem Seller «Was mein Baby essen soll» legt Beate Daas nun die Fortsetzung für Kinder vor. Gesund und lecker waren bisher fast Gegensätze, aber inzwischen ist es einfach, seine Kinder gesund und gleichzeitig schmackhaft zu ernähren. Eltern erfahren hier, wie sie die richtige Auswahl der Lebensmittel treffen, ihre Kinder groß und stark werden, was man macht, wenn Probleme mit dem Essen entstehen, wenn Kinder krank sind u. v. m. Außerdem gibt es natürlich eine Menge leicht zu realisierender Rezepte, die auch den Großen schmecken.

Beate Daas

Was mein Kind essen soll

Gesunde Ernährung lecker und einfach

Rowohlt Taschenbuch Verlag

Herausgegeben von Bernd Gottwald

Originalausgabe
Veröffentlicht im Rowohlt Taschenbuch Verlag GmbH,
Reinbek bei Hamburg, August 1999
Copyright © 1999 by Rowohlt Taschenbuch Verlag GmbH,
Reinbek bei Hamburg
Redaktion Karin Schanzenbach
Umschlaggestaltung Büro Hamburg, Susanne Reizlein
Fotos (Umschlag und Innenteil) A. Khandriche
Illustration Katja Gehrmann
Satz Minion und Syntax PostScript; QuarkXPress 3.32
Gesamtherstellung Clausen & Bosse, Leck
Printed in Germany
ISBN 3 499 60536 8

Inhalt

Einleitung

Unsere Kinder wachsen in einer Überflußgesellschaft auf, in der sie ständig einem Überangebot an Nahrung und vor allem an süßen Verlockungen ausgesetzt sind. Viele Lebensmittel sind preiswert wie nie zuvor, einfach erhältlich und vielfach «bequem» zu genießen.

Alles muß schnell gehen: Es bleibt wenig Zeit für herkömmliche Nahrungszubereitung und bewußtes Genießen der Mahlzeiten. Das Ergebnis: Nicht nur unsere Kinder essen häufig zu fett, zu salzig und zu süß. Auf unseren Tellern landen immer mehr Fertiggerichte, und wir haben kaum noch einen Bezug zu den ursprünglichen Lebensmitteln. So kommt es, daß viele Kinder nicht mehr wissen, wie frisches Gemüse aussieht, wie es vorbereitet und verarbeitet wird, oder daß Hamburger aus Fleisch bestehen, geschweige denn, woher es kommt.

Wir als Eltern wünschen uns, daß unsere Kinder sich gesund ernähren, damit sie sich gut entwickeln und gute schulische und sportliche Leistungen erbringen können. Es gibt mittlerweile eine Flut von Ratgebern unterschiedlicher Herkunft, die uns sagen, wie eine gesunde Kinderernährung auszusehen hat. In einem Punkt sind sie sich alle einig: Unsere Kinder sollten möglichst viel Obst und Gemüse sowie Vollkornprodukte, nicht zu viele Süßigkeiten und nur selten Fast food wie Pommes, Hamburger u. a. essen.

Gut und schön! Doch wie überzeugen wir unsere Kleinen von dieser Erkenntnis? Wie kriegen wir all das gesunde Gemüse und den Vollkornreis in sie hinein, wenn sie Gemüsemuffel sind und jedesmal maulen, wenn es schon wieder diesen «braunen Reis» gibt, und sie sich statt dessen am liebsten nur mit weißen Nudeln pur oder mit Pommes rot-weiß vollstopfen wollen?

«Das ist ungesund und macht dick», kriegen sie dann meist von uns zu hören. Doch solche Aussagen sind für Kinder zu abstrakt und nicht nachvollziehbar. Wie häufig haben sie schon die angeblich so ungesunden Hamburger gegessen und sind dadurch noch lange nicht krank geworden. Oder wie oft haben sie zuviel genascht und haben trotzdem weder Zahnschmerzen bekommen, noch sind sie zu dick geworden. Ursache und Wirkung sind für Kinder nicht eindeutig zuzuordnen – anders, als wenn ein Kind sich z. B. an einer heißen Herdplatte verbrennt.

Kindern ist bei der Auswahl ihrer Lebensmittel deshalb nicht wichtig, wie gesund oder ungesund diese angeblich sind, sondern wie gut sie ihnen schmecken. Uns sollte nachdenklich stimmen, daß Kinder, wie eine bundesweit durchgeführte Studie an 2900 Familien ergab, gerade die Lebensmittel, die sie selbst als *ungesund* oder *dickmachend* eingestuft haben, am meisten lieben.

Eine Einteilung der Lebensmittel in *gesund* oder *ungesund* ist deshalb wenig hilfreich. Denn letztlich gibt es keine *gesunden* oder *ungesunden* Lebensmittel, sondern höchstens eine *gesunde* oder *ungesunde* Ernährung insgesamt. Wenn Kinder sich abwechslungsreich ernähren, dürfen sie ruhigen Gewissens auch mal Pommes und Currywurst essen oder nach Herzenslust naschen. Wichtig ist, daß die Ernährungsbilanz am Ende einer Woche stimmt.

Wir erreichen also nur das Gegenteil, wenn wir ständig mit erhobenem Zeigefinger hinter unseren Kindern stehen. Und ganz ehrlich, reagieren wir nicht ebenso, wenn uns jemand sagt, daß wir nicht zuviel von den leckeren Nüssen naschen sollten? Sind sie dann nicht um so verlockender?

Wie kriegen wir also unsere Kinder dazu, sich gesund zu ernähren?

Indem wir Essen und alles, was damit zusammenhängt, mehr mit Spaß, Freude und Genuß in Verbindung bringen. Denn Essen ist tatsächlich mehr als nur bloße Nahrungsaufnahme. Nicht umsonst werden besondere Ereignisse oft mit einem guten Essen gekrönt. Dazu gehört, daß wir unsere Kinder an der Essensvorbereitung teilhaben lassen, auch wenn es zunächst mehr Zeit, Nerven und Aufräumarbeiten kostet. Wir sollten ihnen zugestehen, in einem gewissen Rahmen selbst zu bestimmen, was und wieviel sie essen wollen. Wichtig für die Entwicklung eines gesunden Ernährungsverhaltens ist aber nicht nur, *was* gegessen wird, sondern auch *wie* gegessen wird. Die Mahlzeiten sollten deshalb gemeinsam und in einer angenehmen Atmosphäre an einem liebevoll gedeckten Tisch und nicht vor laufendem Fernseher stattfinden.

Essen kann Gefühle und Erinnerungen wecken. Wer erinnert sich nicht mit Freude daran, wie er der Mutter oder dem Vater beim Kuchenbacken helfen und hinterher genußvoll die Schüssel auslecken durfte. Hmmm, und dann der Duft des frisch gebackenen Kuchens, der durch das ganze Haus strömte. Oder denken Sie an den Duft von selbstgekochtem Apfelmus mit Zimtstangen: Noch warm verzehrt, schmeckt es unbeschreiblich und ganz anders als gekauftes Apfelmus aus dem Glas – zudem enthält es keine Zusätze. Auch besondere Erlebnisse wie z. B. der Besuch eines Erdbeergutes, wo die Erdbeeren frisch gepflückt, nebenbei reichlich vernascht und hinterher zu Hause zu Konfitüre oder Erdbeerquark verarbeitet werden, oder der Ausflug zu einem Maisfeld, das Pflücken der Maiskolben und hinterher das Knabbern an den mit Butter bestrichenen Kolben lassen den besonderen «Geschmack der Kindheit» niemals vergessen. All das steigert die Sinnlichkeit und Genußfähigkeit von Kindern. Wir geben ihnen damit «das Beste» mit auf den Weg und legen den Grundstein für ein gesundes Ernährungsverhalten. Denn so, wie sie heute essen, werden sie morgen kochen. Nur Kinder, die Zugang zur Nahrungszubereitung erhalten haben, werden auch später in der Lage sein, für sich selbst zu kochen, und stehen nicht hilflos da, wenn die Mikrowelle mal versagt.

Zu Genußfähigkeit und gesundem Eßverhalten möchte dieses Buch anregen. Zahlreiche leckere und einfache Rezepte sollen Ihnen Lust machen, gemeinsam mit Ihren Kindern zu kochen und zu genießen. Zu einer gesunden Ernährung gehört auch Ernährungswissen. Deshalb erfahren Sie in diesem Buch eine Menge über Nährstoffe generell – und speziell über die, die für Kinder besonders wichtig sind und auf die Sie darum Ihr besonderes Augenmerk richten sollten. Es hilft Ihnen bei der richtigen Auswahl der Lebensmittel und zeigt, falls Ihr Kind gewisse Lebensmittel ablehnt oder nicht verträgt, Alternativen auf, um einem Nährstoffmangel vorzubeugen. Es geht ausführlich ein auf die zahlreichen Probleme rund um das Essen und sagt Ihnen, wie Sie gelassener mit Eßmuffeln umgehen oder Naschkatzen zu einem maßvollen Genuß mit Süßigkeiten anleiten können. Besondere Berücksichtigung findet die Ernährung übergewichtiger, allergiegefährdeter oder allergiekranker Kinder sowie die Ernährung im Krankheitsfall.

Richtiges Essen kann man lernen. Es liegt in unserer Hand, welchen Stellenwert unsere Kinder später einer gesunden Ernährung geben werden.

Richtig essen den lieben, langen Tag

Für eine gesunde Ernährung von Kindern ist nicht nur entscheidend, was, sondern auch, wann, wie oft und wie gegessen wird. Da Kinder einen sehr lebhaften Stoffwechsel haben und durch ihre vielfältigen Aktivitäten ständig gefordert werden, entleeren sich ihre noch kleinen Speicher sehr schnell, und es muß ständig für Nachschub gesorgt werden. Mehrere kleine Mahlzeiten über den Tag verteilt sind deshalb günstiger als drei große Mahlzeiten. So werden dem Körper regelmäßig die notwendigen Nährstoffe zugeführt, und es kommt nicht zu starken Schwankungen im Blutzuckerspiegel und den damit verbundenen Leistungs- und Konzentrationsabfällen.

Die physiologische Leistungskurve veranschaulicht, wie die tägliche Leistungsfähigkeit durch die Zahl der Mahlzeiten beeinflußt werden kann. Starke Leistungstiefs können somit durch Zwischenmahlzeiten teilweise aufgefangen bzw. gemildert werden.

Die täglich aufgenommenen Nahrungskalorien sollten am besten folgendermaßen aufgeteilt werden:
➜ ein Drittel für das erste und zweite Frühstück,
➜ ein Drittel für die Mittagsmahlzeit und
➜ das letzte Drittel für nachmittags und das Abendbrot.

Brauchen Kinder geregelte Essenszeiten?

Je kleiner Kinder sind, desto wichtiger ist es, daß die Mahl*zeiten* eingehalten werden: Besonders die Kleinen sind auf regelmäßige Nahrungszufuhr angewiesen. Und nicht zu unterschätzen: Feste

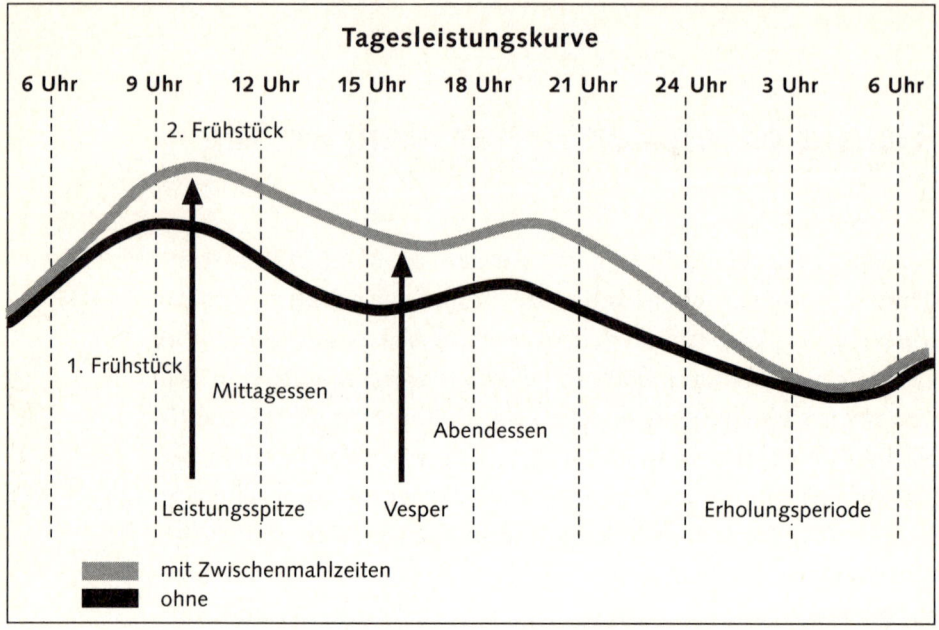

Tagesleistungskurve

6 Uhr   9 Uhr   12 Uhr   15 Uhr   18 Uhr   21 Uhr   24 Uhr   3 Uhr   6 Uhr

2. Frühstück

1. Frühstück

Mittagessen

Abendessen

Leistungsspitze   Vesper   Erholungsperiode

mit Zwischenmahlzeiten
ohne

Essenszeiten und Abläufe, die täglich dem gleichen Rhythmus unterliegen, geben Kindern Halt und Sicherheit, was in unserer heutigen schnellebigen Gesellschaft besonders wichtig ist. Auch helfen feste Essenszeiten Kindern, vorgegebene Zeiten einzuhalten.

Aber: Kinder sollten nicht zu einer Mahlzeit gezwungen werden, wenn sie mal keinen Hunger haben.

Das Frühstück – frühstücken wie ein König?

Für einen guten Start in einen erlebnisreichen Tag ist eine solide Grundlage wichtig. Es sollte deshalb, damit es in aller Ruhe genossen werden kann, genügend Zeit dafür sein. In Hast und Eile schmeckt auch das leckerste Frühstück nicht. Wenn möglich, bereiten Sie am Vorabend einiges vor (z. B. den Tisch decken), so bleibt am Morgen mehr Zeit zum Frühstücken.

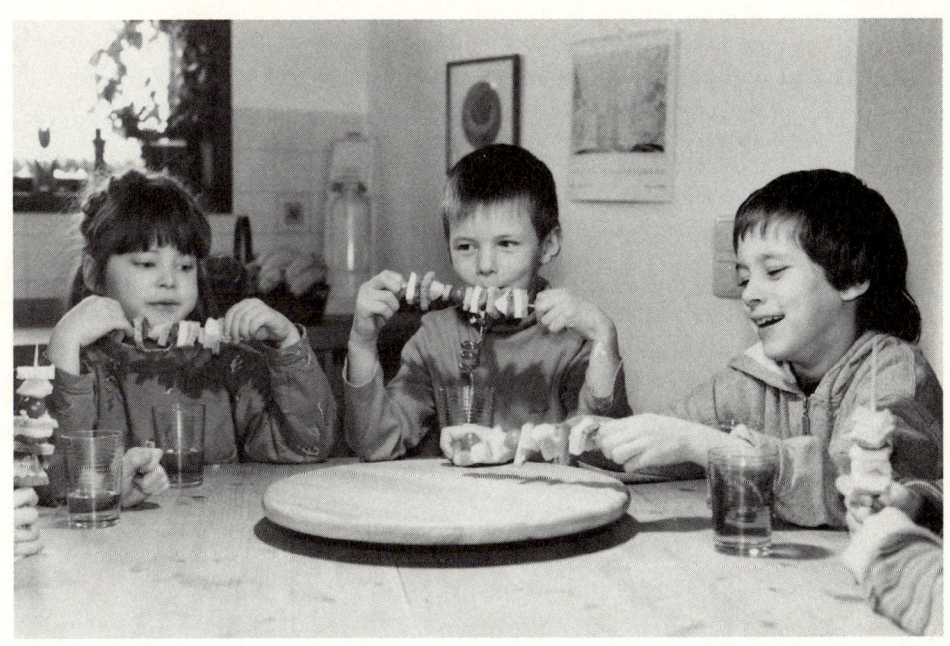

Das **ideale Frühstück** sollte abwechslungsreich sein und neben Getreide, Milch oder einem Milchprodukt Obst und ein zusätzliches Getränk enthalten. Je nach Zeit, Appetit und Vorlieben des Kindes gibt es mal ein Brotfrühstück, z. B. eine Scheibe Vollkornbrot mit Frischkäse bzw. mit Quark belegt mit Bananenscheiben, oder ein Müslifrühstück. Das Müsli kann aus verschiedenen Getreideflocken gemischt und mit Rosinen, Nüssen, Sonnenblumenkernen oder Weizenkeimen angereichert werden.

Wenn Sie ein Fertigmüsli nehmen, achten Sie beim Kauf darauf, daß es keinen Zuckerzusatz enthält.

Werden die einzelnen Zutaten in kleinen verschließbaren Gefäßen z. B. auf einem Tablett gelagert, können Sie es morgens schnell auf den Frühstückstisch stellen. Dazu eine Schale mit kleingeschnittenem frischem Obst, Milch, Joghurt, Dickmilch oder Fruchtsaft, und fertig ist das Müslibüfett. Das Tolle dabei und ganz nach Art der Erwachsenen: Jeder kann sich sein Müsli nach den eigenen Vorlieben zusammenmixen.

Das Pausenfrühstück im Kindergarten oder in der Schule sollte all das enthalten, was beim ersten Frühstück zu kurz gekommen ist, z. B. eine Scheibe Vollkornbrot, einen Joghurt oder ein Stück Obst, und möglichst *zahnfreundlich* sein. Das heißgeliebte Nutella- oder Marmeladen-Brot ist deshalb eher für das erste Frühstück zu Hause geeignet (wo auf jeden Fall noch Zähneputzen möglich ist). Milchschnitten oder Müsliriegel sind eher als Nascherei denn als gesunde Pausenmahlzeit anzusehen und gehören nicht in die Brotdose.

Wenn Sie Ihrem Kind Müsli mitgeben, verpacken Sie die Müsliflocken mit Obst und die Milch oder den Joghurt getrennt voneinander, da sonst die Getreideflocken zu sehr einweichen und matschig werden.

Müssen Kinder unbedingt frühstücken?

Nach Möglichkeit ja. Viele Kinder mögen aber morgens nichts essen und bekommen einfach noch nichts herunter. Dann lassen Sie das erste Frühstück etwas kleiner ausfallen und dafür das zweite Frühstück um so größer sein. Ganz ohne etwas im Magen sollten Kinder nicht losgehen, und sei es nur eine Tasse Milch oder Kakao, die sie morgens trinken. Wichtig für den Appetit am Morgen ist, daß genügend Zeit vorhanden ist ...

Mein Kind bringt ständig sein Pausenbrot wieder mit

Fragen Sie Ihr Kind nach den Gründen. Mag es den Belag nicht? Oder hat es einfach nur, was sehr häufig vorkommt, vergessen zu essen? Sprechen Sie in diesem Fall die Erzieherin im Kindergarten oder die Lehrerin darauf an. Vielleicht besteht in der Schule die Möglichkeit eines gemeinsamen Frühstücks, z. B. am Ende der Stunde vor der großen Pause oder während der großen Pause. Interessierte Lehrer freuen sich unter Umständen, einen Aufhänger zum Thema gesunde Ernährung zu erhalten.

Lassen Sie Ihr Kind mit entscheiden, was es zu essen mitnehmen möchte, oder machen Sie ihm Vorschläge. Überraschen Sie es mal mit etwas Neuem. Ein Spieß bestehend aus Brot- und Käse-stückchen und kleingeschnittenem frischem Obst und/oder Gemüse ist vielfach verlockender als eine einfache Käsestulle. Überlegen Sie auch, ob eventuell Schulstreß oder Ärger mit anderen Kindern auf den Appetit drücken können.

Das Mittagessen

Nach dem anstrengenden Schulalltag oder dem ereignisreichen Kindergartenvormittag kommen die Kinder mittags nach Hause. Oft geht es – je nach Temperament – recht lebhaft zu; manche Kinder müssen erst einmal loswerden, was im Laufe des Vormittags passiert ist. Wenn es sich einrichten läßt, sollten alle Familienmitglieder gemeinsam essen. Kommen die Kinder zu unterschiedlichen Zeiten nach Hause, kann das erste Kind gegen den größten Hunger eine kleine Zwischenmahlzeit, z. B. ein Stück Obst, bekommen und vielleicht an der Vorbereitung für das Essen beteiligt werden; dann muß der letzte nicht alleine essen.

Das optimale Mittagessen besteht aus Salat oder Rohkost, Gemüse, Kartoffeln, Nudeln oder Reis; idealerweise zweimal pro Woche mit einem Stück Fleisch und einmal in der Woche Fisch. Ein Gericht mit Hülsenfrüchten, z. B. ein Bohnen-Eintopf oder Bratling, sollte ebenfalls einmal in der Woche auf dem Speiseplan stehen; auch ein süßes Hauptgericht, z. B. Milchreis, ist ab und zu «erlaubt».

Die Essensfolge kann auch anders gestaltet werden. Das Kind ißt dann mittags etwas Kaltes, z. B. eine Scheibe Brot und einen Joghurt oder Müsli mit Milch, und abends mit der ganzen Familie in Ruhe die warme Mahlzeit. Oder das Kind erwärmt sich mittags selbst die vorgekochte und vorbereitete Mahlzeit in der Mikrowelle.

Brauchen Kinder täglich eine warme Mahlzeit?

In der Regel schon. Durch eine warme Mahlzeit erhalten Kinder in der Regel alles, was sie brauchen, nämlich z. B. Kartoffeln, Gemüse und gegebenenfalls Fleisch oder Fisch. Außerdem werden bestimmte Gemüsesorten (z. B. Kohl) erst durch das Garen bekömmlich, oder bestimmte Vitamine können erst aus gegartem Gemüse richtig aufgenommen werden (z. B. das Karotin in den Möhren).

An heißen Sommertagen schmecken kühle leichte Gerichte, z. B. rote Grütze mit Milch oder eine kalte Gurkensuppe, zum Mittag einfach besser. Die warme Mahlzeit gibt's dann abends.

Zwischenmahlzeit am Nachmittag

Was für die Großen das Kaffeetrinken mit Gebäck ist, ist für die Kleinen die Zwischenmahlzeit am Nachmittag. Sie sorgt dafür, daß die Speicher wieder aufgefüllt werden und beugt somit Leistungstiefs vor. Bevorzugt werden nachmittags von groß und klein meistens süße Sachen. Damit das Verlangen nach Süßem nicht zu groß wird, sollten die Naschkatzen, bevor der Süßhunger richtig erwacht, Obst, Trockenfrüchte, Joghurt, Quarkspeisen oder Vollkorngebäck erhalten. Häufig wird dann der Wunsch nach «richtigen» Süßigkeiten sogar vergessen.

Als Snack am Nachmittag kommen bei Kindern z. B. würzige Vollkornwaffeln oder bunte Obst- oder Gemüseteller, zusammen mit einem Dip, gut an. Meistens macht es den Kindern sehr viel Spaß, das Obst und das Gemüse kleinzuschneiden und hinterher zu dekorieren, beispielsweise mit kleinen Fähnchen.

Das Abendbrot

Die letzte Mahlzeit am Tage sollte, damit die Kinder nicht bereits übermüdet sind und noch genügend Zeit zum Verdauen haben, möglichst nicht zu spät eingenommen werden und leicht verdaulich sein; mit vollem Bauch schläft es sich bekanntlich schlecht.

Geeignet zum Abendessen sind neben belegten Broten zum Beispiel Rohkostsalate, überbackene Toasts, Suppen oder Pellkartoffeln mit Kräuterquark oder gefüllt mit Rohkost sowie Getreidebreie.

Abendbrot mit Ernie und Bert?

In vielen Familien hat es sich eingebürgert, daß die Kleinen ihr Abendbrot essen, während sie ihr allabendliches Fernsehprogramm konsumieren. Da wird ganz versunken verfolgt, welchen Streich Ernie Bert heute wieder spielt und ganz nebenbei, ohne zu merken, was da überhaupt gegessen wird, wird noch einmal vom Brot abgebissen. Vermeintlicher Vorteil: So essen die Kinder wenigstens ruhig und ohne zu meckern auf, was ihnen vorgesetzt wird. Aber: Durch die ständige Kopplung von Fernsehen und Essen können Grundsteine für spätere Eßprobleme und Suchtverhalten gelegt werden.

Essen ist mehr als bloße Nahrungsaufnahme. Es sollte bewußt wahrgenommen und mit Genuß und Freude in Verbindung gebracht werden; dazu gehört ein schön gedeckter Tisch, an dem sich eine gesellige Runde trifft. Dazu gehört auch, verschiedene Sachen zu probieren und zu beobachten, was und wie die anderen Familienmitglieder essen. Essen dient dem sozialen Kontakt und Austausch, und der findet nicht bei laufendem Fernseher statt.

Damit Kinder groß und stark werden

Kinder brauchen für ihre täglichen Aktivitäten und ihr Wachstum Energie. Nahrungsmittel liefern diese Energie, die in Kalorien oder Kilojoule gemessen wird. Der Energiebedarf ist – abhängig vom Bewegungsdrang – individuell sehr unterschiedlich, woraus sich Abweichungen von bis zu 30 Prozent ergeben können. Auch bei ein und demselben Kind können je nach Tagesverfassung große Unterschiede auftreten: Mal mag es kaum etwas essen, während an anderen Tagen nichts Eßbares vor ihm sicher ist. Beides ist durchaus normal und sollte in gewissem Rahmen toleriert werden.

Verglichen mit Erwachsenen haben Kinder im Verhältnis zu ihrem Körpergewicht einen wesentlich größeren Energiebedarf. Das liegt daran, daß sie noch kräftig wachsen müssen und ihr Wärmehaushalt zur Aufrechterhaltung der Körpertemperatur wesentlich mehr Kalorien verbraucht (ihre Körperoberfläche ist im Verhältnis zum Körpergewicht größer als beim Erwachsenen). Der Energiebedarf liegt im ersten Lebensjahr mit durchschnittlich 110 Kalorien pro Kilogramm Körpergewicht am höchsten und sinkt alle drei Jahre um etwa 10 kcal / kg Körpergewicht, bis der Energiebedarf eines Erwachsenen von 30 bis 40 kcal / kg Körpergewicht erreicht ist.

Wieviel darf mein Kind wiegen?

Während der einzelnen Wachstumsphasen verändert sich die Figur der Kinder ständig: Am Ende des ersten Lebensjahres laufen sich die Kleinen mit ihren ersten Schritten nach und nach den Babyspeck ab. Im Laufe des Kleinkindalters werden manche Kinder

Tabelle 1: Durchschnittlicher Energiebedarf von Kindern

Alter	kcal / Tag *		kcal / kg *	
	♂	♀	♂	♀
1 bis unter 4 Jahre	1300		102	
4 bis unter 7 Jahre	1800		90	
7 bis unter 10 Jahre	2000		73	
10 bis unter 13 Jahre	2250	2150	61	54
13 bis unter 15 Jahre	2500	2300	53	46

* Abweichungen bis zu 30 Prozent sind normal und kein Grund zur Besorgnis.

Quelle: Empfehlungen für die Nährstoffzufuhr, Deutsche Gesellschaft für Ernährung (DGE), 1991.

nochmals richtig pummelig, da sie zu diesem Zeitpunkt mehr in die Breite als in die Länge wachsen. Zwischen dem 5. und 7. Lebensjahr steht das Längenwachstum im Vordergrund, während die Kinder dann zwischen dem 8. und 10. Lebensjahr nochmals ordentlich auseinandergehen können. Dieses geschieht sozusagen in weiser Voraussicht als Ausgleich auf das bevorstehende stark ausgeprägte Längenwachstum zwischen dem 11. und 15. Lebensjahr – während dieses Zeitraums wirken die meisten Kinder eher schlaksig.

Machen Sie sich also nicht gleich Sorgen, wenn Ihnen Ihr Kind mal etwas zu dünn oder zu dick erscheint. Häufig lösen sich diese Figurprobleme mit dem nächsten Wachstumsschub.

Zum Gebrauch der Tabelle 1: Bei Kindern hängt das Körpergewicht vorwiegend von der Körpergröße ab. Man geht von der Körpergröße des Kindes aus und vergleicht sein Gewicht mit dem in der Tabelle angegebenen Normalbereich. (Das Referenzgewicht entspricht dem durchschnittlichen Körpergewicht bei der in der Tabelle angegebenen Körpergröße, der Normalbereich des Körpergewichts wird als Referenzgewicht ± 20 Prozent berechnet.) In der Regel sollte erst jenseits der in der Tabelle angegebenen Spanne des Normalbereichs zusammen mit dem Arzt und einer Ernährungsberaterin über Ursachen und eine mögliche Behandlung der Unter- oder Überernährung gesprochen werden.

Tabelle 2: Körpergröße und -gewicht im Verlauf der Kindheit

Mädchen				Jungen		
Körpergröße in cm	Referenz-gewicht in kg	Körpergewicht Normalbereich in kg	Alter in Jahren*	Körpergröße in cm	Referenz-gewicht in kg	Körpergewicht Normalbereich in kg
75 ± 6	9,3	7,4–11,2	1	77 ± 6	10,3	8,2–12,4
87 ± 7	12,2	9,8–14,6	2	89 ± 6	12,8	10,2–15,4
96 ± 7	14,5	11,6–17,4	3	97 ± 7	14,9	11,9–17,9
103 ± 8	16,6	13,3–19,9	4	104 ± 8	16,8	13,4–20,2
111 ± 9	19,0	15,2–22,8	5	111 ± 8	19,1	15,3–22,9
117 ± 9	21,0	16,8–25,2	6	117 ± 9	21,1	17,0–25,4
122 ± 9	23,3	18,6–28,0	7	124 ± 10	24,0	19,2–28,8
129 ± 10	26,8	21,4–32,2	8	130 ± 10	26,9	21,5–32,3
135 ± 10	29,8	23,8–35,8	9	135 ± 11	29,6	23,7–35,5
142 ± 11	34,5	27,6–41,4	10	141 ± 12	33,5	26,8–40,2
148 ± 12	38,8	31,0–46,6	11	147 ± 13	37,1	29,7–44,5
154 ± 14	43,7	35,0–52,4	12	156 ± 14	45,1	36,1–54,1
158 ± 13	46,3	37,0–55,6	13	161 ± 16	50,5	40,4–60,6
165 ± 11	54,3	43,4–65,2	14	168 ± 17	59,3	47,4–71,2

* abgeschlossenes Lebensjahr
(nach Reinken L., Stolley H., Droese W. [1980], Monatsschrift Kinderheilkunde 128: 662–667)

Nährstoffbedarf

Eine gesunde und ausgewogene Ernährung ist ein wichtiger Garant für gute geistige und körperliche Entwicklung, Leistungsstärke und Konzentrationsfähigkeit sowie für die Widerstandskraft gegen Krankheiten. Doch wie sieht eine gesunde Ernährung aus? Sie soll unsere Kinder optimal mit den notwendigen Nährstoffen versorgen. Daß dieses nicht immer einfach ist und häufig mit den einseitigen Geschmacksvorlieben unseres Nachwuchses kollidiert, zeigen die Zahlen laut Ernährungsbericht der DGE von 1996:

Unsere Kinder nehmen zuviel Eiweiß, Fett, Zucker und Salz zu sich und erhalten andererseits häufig zuwenig Ballaststoffe, Kalzium, Jod, Eisen, Vitamin B1, Vitamin B2 und Folsäure.

Die Tabelle bietet Ihnen einen Überblick über die einzelnen Nährstoffe, Mineralstoffe und Vitamine, deren Versorgungszustand bei Kindern und das Vorkommen in Lebensmitteln.

Tabelle 3: Nährstoffe, ihre Aufgaben, ihr Versorgungszustand bei Kindern und ihr Vorkommen

Nährstoffe	Aufgabe	Versorgungs-zustand	Vorkommen
Eiweiß	unentbehrlicher Baustein für das Wachstum	die tägliche Eiweiß-zufuhr liegt über den Empfehlungen	tierisch: Fleisch, Fisch, Eier, Milchprodukte; pflanzlich: Getreide, Kartoffeln, Hülsen-früchte
Fett	Energielieferant	zu hoch	sichtbar: Margarine, Butter, Öle; versteckt: Fleisch, Wurst, Käse, Kuchen, Eier, Nüsse
Kohlenhydrate			
Zucker	Energielieferant	zu hoch	Haushaltszucker, Süßigkeiten, Kuchen, Obst
Stärke	Energielieferant	zu niedrig	Getreide, Brot, Hülsenfrüchte, Kartoffeln
Ballaststoffe	verdauungsfördernd	zu niedrig	Getreide, Brot, Gemüse, Hülsen-früchte, Kartoffeln

Nährstoffe	Aufgabe	Versorgungs-zustand	Vorkommen
Mineralstoffe			
Kalzium	Aufbau und Erhaltung von Knochen und Zähnen, Erregbarkeit von Muskeln und Nerven	vielfach zu niedrig	Milch und Milch-produkte, Käse, Getreide, Nüsse
Eisen	Blutbildung, Sauer-stoffversorgung des Körpers, Aufbau von Enzymen	bei Schulkindern unter 10 Jahren knapp ausreichend, bei Mädchen in der Pubertät deutliche Defizite	Getreide, Nüsse, grünes Gemüse, Fleisch
Natrium	Regulation des Wasserhaushalts	zu hoch	Speisesalz, Wurst, Käse, Fertigprodukte
Jodid	Baustein zur Bildung des Schilddrüsen-hormons	ungenügend, bereits 50 % der Mädchen haben eine ver-größerte Schilddrüse	Seefisch
Fluorid	festigt die Knochen-struktur, härtet den Zahnschmelz, beugt Karies vor	teilweise ungenügend	best. Teesorten, einige Mineralw., mit Gräten verzehrte Fische, Vollkornprodukte
Vitamine			
Vitamin B1	Abbau der Kohlen-hydrate, Erregbarkeit der Nerven	geringe Unterversorgung	Getreide, Hülsen-früchte, Milch, Kartoffeln, Schweinefleisch
Vitamin B2	Energiestoffwechsel, wichtig für Haut und Schleimhäute	knapp ausreichend	Milch und Milch-produkte, Vollkorn-erzeugnisse

Nährstoffe	Aufgabe	Versorgungs-zustand	Vorkommen
Folsäure	Zellteilung und Zell-erneuerung, Enzyme	Unterversorgung ist relativ häufig	Obst und dunkel-grünes Gemüse
Vitamin C	Stärkung der Infekt-abwehr, fördert die Eisenaufnahme	ausreichend	Obst, Gemüse, Kartoffeln
Vitamin A	am Sehvorgang beteiligt	ausreichend	Leber, Butter, Margarine
Karotin	Vorstufe von Vitamin A, möglicher Krebsschutzfaktor	ausreichend	gelbe Früchte, Möhren, Spinat, Brokkoli
Vitamin D	Regulation des Kal-zium- und Phosphat-stoffwechsels, Knochenbildung	Der Körper kann bei ausreichender Sonne Vit. D selber bilden	Fettfische, Leber, Margarine, Eigelb

Quelle: in Anlehnung an «Bärenstarke Kinderkost», Verbraucher-Zentrale Nordrhein-Westfalen e. V., 1994

Eiweiß (Protein): pflanzlich und tierisch

Eiweiß ist der Baustein aller lebenden Zellen. Es ist z. B. Bestandteil von Muskeln, Blut, Organen, Hormonen und Enzymen. Nahrungseiweiß ist aus Aminosäuren zusammengesetzt. Einige dieser Aminosäuren sind lebensnotwendig, können aber vom menschlichen Organismus nicht selbst hergestellt werden. Wenn der Anteil an diesen lebensnotwendigen Säuren im Nahrungseiweiß besonders hoch ist, ist es besonders wertvoll; man spricht dann von einer hohen **biologischen Wertigkeit**. Die biologische Wertigkeit besagt, wieviel Gramm Nahrungseiweiß notwendig sind, um 100 Gramm körpereigenes Eiweiß aufzubauen.

Kinder sind für ihre körperliche und geistige Entwicklung unbedingt auf die Zufuhr hochwertiger Eiweiße angewiesen. Die täg-

liche Eiweißzufuhr sollte etwa 15 Prozent der täglichen Energie-
zufuhr betragen. Je nach Altersstufe wird etwa doppelt soviel
Eiweiß aufgenommen wie empfohlen (4–10jährige: 220 Prozent,
10–13jährige: 160 Prozent und 13–15jährige: 137 Prozent). Das allein wäre nicht kritisch. Aber durch den Verzehr der eiweißreichen
Lebensmittel (Fleisch, Wurst, Käse und Eier) werden gleichzeitig
zuviel Fett, Cholesterin und Purine zugeführt. Diese Inhaltsstoffe
können – im Übermaß aufgenommen – bei entsprechender Veranlagung zu Übergewicht und Erkrankungen wie Gicht oder Störungen des Fettstoffwechsels führen. Der Eiweißbedarf sollte deshalb
nicht vorwiegend über tierische Lebensmittel, sondern je zur Hälfte über tierische und pflanzliche Lebensmittel gedeckt werden.

Besonders für **Vegetarier** ist es wichtig zu wissen, welche pflanzlichen Lebensmittel miteinander kombiniert die höchste biologische Wertigkeit ergeben, und somit eine optimale Eiweißversor-
gung sicherstellen. Bestimmte Nahrungsmittel ergänzen sich in
ihrer Eiweißzusammensetzung gegenseitig, wenn diese Produkte
zusammen verzehrt werden, kann die biologische Wertigkeit ge-
steigert und sogar die von Eiern (100 Prozent) übertroffen werden.

Tabelle 4: Empfehlenswerte Lebensmittel-Zusammen-stellungen mit hoher biologischer Wertigkeit (BW)

Nahrungsmittel	Zubereitungen	BW *
Bohnen / Mais	Eintopf	99
Milch / Kartoffel	Kartoffelpüree, Pellkartoffeln und Kräuterquark, Béchamel-Kartoffeln	114
Milch / Getreide	Käsebrot, Müsli mit Milch, Milchreis, Nudel- und Getreideauflauf mit Käse überbacken	125
Kartoffel / Ei	Bauernfrühstück, Kartoffelpuffer	136

* maximal mögliche biologische Wertigkeit, abhängig vom Mischungsverhältnis
der Nahrungsmittel.

*Quelle: eigene Berechnungen nach Angaben von Huth und Kluthe, Lehrbuch der Ernährungstherapie,
Thieme-Verlag, 1986*

Fett: ganz schön energiegeladen

Fett ist geballte Energie: Es liefert etwa doppelt soviel Kalorien wie die anderen Nährstoffe. Also ist Fett eine hervorragende Energiequelle, mit der allerdings sparsam umgegangen werden sollte, um Übergewicht vorzubeugen. Gleichzeitig dient Fett als Träger der fettlöslichen Vitamine und der lebensnotwendigen Fettsäuren. Auch die für den guten Geschmack verantwortlichen Geschmacks- und Aromastoffe werden gemeinsam mit dem Fett aufgenommen.

Laut Empfehlungen der Deutschen Gesellschaft für Ernährung sollten Kinder etwa 35 Prozent des täglichen Energiebedarfs über Fette decken. Dabei geht man davon aus, daß die Hälfte des Fettes über sichtbares, wie Streich- und Bratfett, und die andere Hälfte über in Lebensmitteln verstecktes Fett aufgenommen wird.

Die kleinsten Bausteine des Fettes sind die Fettsäuren, wobei gesättigte und ungesättigte Fettsäuren unterschieden werden:

Gesättigte Fettsäuren kommen vorwiegend in tierischen Lebensmitteln vor, aber auch reichlich in Kokos- und Palmkernfett. Ein hoher Verzehr dieser Fettsäuren führt bei entsprechender Veranlagung zu einer Erhöhung der Cholesterinkonzentration im Blut.

Ungesättigte Fettsäuren haben den entgegengesetzten Effekt, wobei die **mehrfach ungesättigten Fettsäuren** (z. B. in Sonnenblumen-, Weizenkeim-, Maiskeim- und Distelöl enthalten) eine größere cholesterinsenkende Wirkung haben als die einfach gesättigten Fettsäuren (z. B. in Olivenöl).

Ein wichtiger Fettbegleitstoff in Lebensmitteln tierischer Herkunft ist das **Cholesterin**. Es ist besonders reichlich enthalten in Innereien, Eigelb, Speck, Sahne, Mayonnaise, fettem Fleisch, fettem Käse sowie in Schalen- und Krustentieren. Der Körper ist in der Lage, es selbst herzustellen, und benötigt es zum Aufbau von Hormonen, Gallensäuren und von Vitamin D. Eine erhöhte Zufuhr an Cholesterin über die Nahrung führt bei entsprechender Veranlagung zu einer Erhöhung der Blutfettwerte.

Kohlenhydrate, Ballaststoffe: wertvoll oder «leer»?

Kohlenhydrate sind neben Fett die wichtigsten Energielieferanten. 50 Prozent der zugeführten Energie sollte durch Kohlenhydrate gedeckt werden. Entsprechend ihrer Bausteine werden sie aufgeteilt in: **Einfachzucker** (z. B. Trauben- und Fruchtzucker), **Zweifachzucker** (z. B. unser üblicher Haushaltszucker und Milchzucker), **Mehrfachzucker** (Stärke und Ballaststoffe).

Lebensmittel, die vorwiegend Mehrfachzucker enthalten, sollten bevorzugt werden; sie liefern neben Kohlenhydraten gleichzeitig Vitamine (C- und B-Vitamine) und Mineralstoffe sowie die für die Verdauung von Lebensmitteln unerläßlichen Ballaststoffe. Gleichzeitig sorgen sie für eine langanhaltende Sättigung, denn sie werden nur langsam abgebaut. Zu den günstigen Lebensmitteln zählen Obst, Gemüse, Kartoffeln und Getreideprodukte.

Ganz im Gegensatz zu den Empfehlungen bevorzugen Kinder jedoch fett- und eiweißreiche Speisen und vernachlässigen kohlenhydratreiche Lebensmittel. Zudem wird der Kalorienbedarf zumeist über die «leeren» Kohlenhydrate gedeckt, die z. B. in Süßigkeiten, Kuchen und Limonaden enthalten sind, und weniger über komplexe Kohlenhydrate wie z. B. in Obst, Gemüse und Vollkornprodukten.

Mineralstoffe und Spurenelemente: regeln den Stoffwechsel und bauen auf

Kalzium

Besonders im Kindesalter ist der Körper auf die ausreichende Zufuhr von Kalzium zum Aufbau von festen Knochen und Zähnen angewiesen. Bei einer zu geringen Kalziumaufnahme entzieht der Körper den Knochen das Kalzium, um seine anderen Aufgaben wie Blutgerinnung und Reizweiterleitung erfüllen zu können. Das führt dann langfristig zu weichen, brüchigen Knochen, der Osteoporose. Kinder, die sich hauptsächlich mit unausgewogenem Fast food ernähren, sind besonders gefährdet. Ein Kalziummangel äußert sich z. B. durch eine größere Anfälligkeit zu Krämpfen.

Die Tatsache, daß unsere Kinder je nach Altersstufe nur etwa 50–70 Prozent des Kalziumbedarfs aufnehmen, ist ein Alarmsignal. Da in der zweiten Lebenshälfte durch den natürlichen Alterungsprozeß Knochenmasse abgebaut wird, ist es extrem wichtig, daß in der Jugend eine hohe Knochendichte erreicht wird. Besonders Frauen sind durch eine veränderte Hormonlage in den Wechseljahren von der Osteoporose betroffen; etwa 25–30 Prozent der Frauen über 60 Jahre leiden bereits unter dieser Erkrankung.

Die tägliche Kalziumzufuhr sollte je nach Altersstufe 700–1000 Milligramm betragen. Die Tabelle auf S. 80/81 zeigt Ihnen kalziumreiche Lebensmittel auf einen Blick.

Eisen

Eisen ist wichtig für die Blutbildung und die Sauerstoffversorgung des Körpers. Gerade Kinder sind aber auch für eine optimale geistige Entwicklung auf eine ausreichende Eisenzufuhr angewiesen.

Mit Einsetzen der Menstruation und damit verbundenen Blutverlusten sind Mädchen in besonderem Maße einem Eisenmangel ausgesetzt. Dieser äußert sich in Müdigkeit, Schlappheit, Blässe sowie einer spürbaren Leistungsminderung. Gleichzeitig werden bei einem akuten Eisenmangel den giftigen Schwermetallen Blei, Cadmium und Nickel alle Türen und Tore geöffnet, da sie dann vom Körper vermehrt aufgenommen werden können (siehe auch Tab. 11: «Eisenreiche und Vitamin-C-reiche Lebensmittel» auf S. 82/83 sowie «Mein Kind ißt kein Fleisch – droht Eisenmangel?» auf S. 81).

Natrium (und Chlorid)

Natrium wird im Zusammenwirken mit Kalium und Chlorid hauptsächlich für die Regulation des Wasserhaushalts im Körper benötigt. Natriumchlorid sorgt dafür, daß Wasser im Gewebe gebunden wird, während Kalium ein Ausschwemmen aus den Zellen fördert.

In unseren Lebensmitteln wird Natriumchlorid als Kochsalz bezeichnet. Die steigende Tendenz zu Fertigprodukten und der hohe Verzehr von Käse- und Wurstprodukten sowie von Salzgebäck (Chips u. ä.) führt dazu, daß bereits Kinder und Jugendliche etwa doppelt soviel Kochsalz aufnehmen wie empfohlen. Dieses kann je nach Veranlagung Bluthochdruck begünstigen; Folgen eines zu hohen Blutdruckes sind z. B. Kopfschmerzen, Müdigkeit, Leistungsminderung sowie Einschränkung der Nieren- und Herzleistung.

Verwenden Sie deshalb statt Salz lieber vermehrt frische Kräuter und Gewürze; dadurch bleibt auch der Eigengeschmack besser erhalten.

Haben Kinder wie auch Erwachsene sich an stark gesalzene Speisen gewöhnt, fällt die Umstellung auf weniger gesalzene schwer.

Jod

Jod wird zum Aufbau des Schilddrüsenhormons benötigt. Dieses Hormon ist verantwortlich für die Aktivierung des Stoffwechsels, die Stimulierung der Wärmeproduktion des Körpers sowie für die Teilung und das Wachstum von Körperzellen. Wird der Körper nicht ausreichend mit Jod versorgt, versucht er den Mangel auszugleichen, indem er die Schilddrüse vergrößert (Kropfbildung), um damit die Hormonproduktion steigern zu können. Die Folgen eines Kropfes können sich in Schluck- und Atembeschwerden äußern. Eine verminderte Hormonproduktion der Schilddrüse kann auch zu Gewichtszunahmen, Verstopfung, trockener Haut, Neigung zum Frieren und verminderter Leistungsfähigkeit führen.

In Deutschland haben über 50 Prozent der Mädchen und etwa 30 Prozent der Jungen in der Pubertät eine vergrößerte Schilddrüse. Die tägliche Jodaufnahme bei Kindern beträgt im Durchschnitt lediglich 30−40 Mikrogramm und damit nur etwa einem Fünftel des tatsächlichen Bedarfs (150−300 Mikrogramm täglich).

Für eine ausreichende Jodversorgung von Kindern und Jugendlichen gelten folgende Tips:

➜ Ein bis zwei Seefisch-Mahlzeiten pro Woche (siehe auch «Fisch – sehr gesund», Seite 55)

➜ Wenn salzen, dann Jodsalz verwenden!

➜ Erst nach dem Kochen salzen, da eventuell das Salz mit dem Abgießwasser verlorengeht.

➜ Produkte und Lebensmittel bevorzugen, die mit Jodsalz hergestellt wurden.

➜ Wenn Kinder überhaupt keinen Seefisch essen, kann es ratsam sein, ihnen Jodtabletten zu geben (mit dem Kinderarzt besprechen).

Eine Jodüberdosierung ist bei Kindern und Jugendlichen nicht zu befürchten. Komplikationen wie Jod-Akne oder eine Überproduktion der Schilddrüse treten erst bei Jodaufnahmen auf, die die empfohlene Zufuhr um mindestens das Zehnfache übersteigen.

Hinweis für Allergiker:

Bei Kindern, die aufgrund einer Allergie auf Kuhmilch, Eier und Fisch verzichten müssen, besteht in besonderem Maße die Gefahr einer Kropfbildung. Sie sollten auf alle Fälle Jodtabletten erhalten.

Fluorid

Die Fluoridversorgung des Kindes ist abhängig vom natürlichen Fluoridgehalt des Trinkwassers. Zu den fluoridreichen Lebensmitteln zählen Fische, die mit Gräten verzehrt werden (z. B. Sprotten oder Sardinen), Milch- und Milchprodukte, Fleisch sowie bestimmte Schwarzteesorten.

Fluorid sorgt u. a. für die Ausbildung eines harten Zahnschmelzes, wodurch die Zähne besser vor Karies geschützt werden. Von Zahnärzten und Kinderärzten wird deshalb in der Regel zur Kariesprophylaxe die Einnahme von Fluoridtabletten empfohlen. Kritiker hingegen glauben, daß die Gabe von Fluoridtabletten dazu führt, daß viele Eltern ihre Kinder bedenkenloser naschen lassen und somit die Ursache der Karies nicht bekämpft wird. Und sie befürchten eine Überdosierung von Fluorid, die zu Schädigungen und schlimmstenfalls zur Knochendeformation, der Fluorose, führen kann.

Solange die Kleinen noch nicht Zähne putzen und Zahnpasta schlucken, ist eine Fluorid-Überdosierung nicht zu befürchten. Sobald jedoch mehrmals täglich Zähneputzen mit fluoridhaltigen Zahnpasten angesagt ist und zudem eine ausreichende Fluoridversorgung über das Trinkwasser gewährleistet ist (beim Wasserwerk erfragen) oder fluoridangereichertes Speisesalz verwendet wird, ist die zusätzliche Gabe von Fluoridtabletten unnötig. Keinesfalls sollten Sie nach der Devise «Viel hilft viel» verfahren und Ihrem Kind neben fluoridangereichertem Salz Fluoridtabletten geben.

Zink

Zink ist Bestandteil zahlreicher Enzyme, die bei der Insulinspeicherung und im Immunsystem beteiligt sind. Bei Zinkmangel treten z. B. Wachstumsstörungen, Appetitlosigkeit, verzögerte Wundheilung und erhöhte Infektanfälligkeit auf. Gute Zinkquellen sind Fleisch, Milchprodukte, verschiedene Fischarten sowie Vollkornprodukte.

Derzeit gibt es keine gesicherten Angaben über den tatsächlichen Zinkbedarf von Kindern.

Selen

Eine besondere Bedeutung bei der Krebsentstehung wird dem Spurenelement Selen zugeschrieben. Es schützt zusammen mit Vitamin E vor Zellzerstörung durch oxidierende Substanzen. Außerdem stärkt es die Abwehrkräfte, indem es «Freßzellen» und «Killerzellen» aktiviert, die Tumorzellen einschließen und vernichten. Studien weisen darauf hin, daß ein Mangel an Selen das Krebswachstum fördert.

Wichtigste Selenlieferanten sind neben Vollkorngetreide Fisch,

Sesam, Kokosnuß, Sojabohnen und Eier. Da der Boden in den nordeuropäischen Ländern nur wenig Selen enthält, das die Pflanzen aufnehmen könnten, sollte Getreide aus selenreichen Ländern, z. B. Weizen aus Nordamerika, bevorzugt werden.

Vitamine: kleine Dosis – große Wirkung

Vitamine gehören zu den lebensnotwendigen Stoffen, die dem Körper über die Nahrung zugeführt werden müssen, da er nicht in der Lage ist, diese selbst aufzubauen.

Gerade Kinder sind in besonderem Maße wegen ihres lebhaften Stoffwechsels und ihres schnellen Wachstums auf die ausreichende Zufuhr von Vitaminen angewiesen. Diese ist mit einer gesunden und abwechslungsreichen Ernährung gewährleistet. Vitamine und Mineralstoffe in Pillenform aufzunehmen, ist nur in Ausnahmefällen sinnvoll. Die speziellen Wirkstoffe entfalten ihre mögliche Heilkraft am besten im natürlichen Verbund aller Pflanzeninhaltsstoffe, also in frischem Obst und Gemüse.

Kritisch kann die Vitaminversorgung werden, wenn Kinder:
• einseitige Geschmacksvorlieben haben,
• aufgrund von Allergien auf wichtige Vitaminspender verzichten müssen,
• häufig krank sind und Antibiotika erhalten (Antibiotika führen zu einer schlechteren Aufnahme von Vitaminen).

In diesen Fällen kann es angebracht sein, Vitaminpräparate zu geben.

Vitamine werden unterteilt in die fettlöslichen Vitamine A, D, E und K sowie die wasserlöslichen B-Vitamine, Vitamin C sowie Folsäure, Biotin und Niacin. Im Gegensatz zu den wasserlöslichen Vitaminen, die bei zu hohen Gaben ausgeschwemmt werden, können die fettlöslichen Vitamine vom Körper gespeichert werden und können bei zu hoher Aufnahme zu Vergiftungserscheinungen führen. Besonders erwähnenswert ist hier das Vitamin A, das reichlich in Leber enthalten ist. Eine Portion Leber (125 Gramm) kann, je nachdem, wie die Tiere gefüttert wurden, mehr als das Zwanzigfache der empfohlenen täglichen Zufuhr enthalten. Häufiger Verzehr von Leber kann daher schwere Beschwerden wie Kopfschmerzen, Hautveränderungen, Lebervergrößerung und Skelettvergrößerung auslösen. Andere Lebensmittel und vorschriftsmäßig dosierte Multivitaminpräparate führen hingegen nicht zu Überschreitungen der erwünschten Vitamin-A-Zufuhr.

B-Vitamine

Die B-Vitamine werden benötigt für den Energiestoffwechsel und haben große Bedeutung für die Funktion von Nerven und Herzmuskel. Im allgemeinen ist eine ausreichende Versorgung von B-Vitaminen durch eine ausgewogene Kost gewährleistet. Stehen allerdings zuwenig Vollkornprodukte, Milch und Gemüse auf dem Speiseplan, kann es zu Mangelerscheinungen, wie Störungen der Nervenfunktionen und Schleimhautveränderungen, kommen.

Folsäure

Folsäure nimmt eine zentrale Rolle bei der Zellteilung ein und ist somit maßgeblich an der Neubildung von Zellen beteiligt. Die Deckung des Folsäurebedarfs ist etwas schwierig, denn Folsäure ist sehr licht- und hitzeempfindlich und wird beim Kochen fast vollständig zerstört. Für eine ausreichende Zufuhr von Folsäure ist daher der Verzehr von rohem Gemüse und von Obst besonders wichtig.

Als besonders gute Folsäurelieferanten gelten neben Obst und Gemüse (speziell Tomaten und Fenchel) Brot und Vollkornerzeugnisse, Orangensaft, Nüsse, Eier, Fleisch und Fisch.

Vitamin D

Vitamin D fördert den Einbau von Kalzium und Phosphat in die Knochen. Es ist das einzige Vitamin, das der Körper mit Hilfe von Sonnenlicht selbst bilden kann. In den lichtarmen Wintermonaten kann jedoch die Vitamin-D-Versorgung kritisch werden.

Krebsschutzvitamine

In der letzten Zeit sind in Zusammenhang mit der Verhütung von Krebs durch die Ernährung vielfach die Krebs-Schutz-Vitamine, auch Antioxidantien genannt, in der Diskussion. Als Antioxidantien gelten in besonderem Maße die Vitamine C und E sowie das β-Karotin, eine Vorstufe von Vitamin A. Sie sollen in der Lage sein, die hochreaktiven, freien Radikale, die wir über die Nahrung und die Atemluft aufnehmen, aber auch selbst im Körper bilden, unschädlich zu machen. Freie Radikale können die Erbsubstanz oder körpereigenes Eiweiß und Fett schädigen. Dabei kann es zu einer Schädigung der Körperzelle bis hin zum Krebs kommen.

Zur Vorbeugung sollten deshalb folgende Lebensmittel besonders auf dem Speiseplan stehen: alle Kohlarten (besonders Brokkoli), intensiv grün gefärbte Gemüsesorten (wie z. B. Spinat, Feldsalat, grüne Bohnen), Tomaten sowie Möhren. Möhren sind besonders gute β-Karotin-Lieferanten. β-Karotin wird am besten aufgenommen, wenn die Möhren zerkleinert und mit etwas Fett gegart wurden. Aus rohen Möhren kann so gut wie kein β-Karotin verwertet werden.

Was Kinder wirklich brauchen

Kinder brauchen für eine gesunde Ernährung keine speziellen Lebensmittel und können genau wie die Erwachsenen ihren Bedarf über übliche Nahrungsmittel decken.

Leider gibt es jedoch kein einziges Lebensmittel, abgesehen von der Muttermilch, das komplett alle Nährstoffe, die für eine gesunde Entwicklung von Kindern notwendig sind, in ausreichendem Maße liefert. Jedes Lebensmittel zeichnet sich durch andere Inhaltsstoffe aus: Das eine liefert besonders viel Fett, das andere dafür viel Eiweiß, und wieder andere sind die reinsten Vitaminquellen. Jedem dieser Lebensmittel kommt ein besonderer Stellenwert in der Kindernahrung zu. Es gilt also, die verschiedenen Nahrungsmittel so geschickt zu kombinieren, daß eine optimale Nährstoffversorgung gewährleistet ist.

Lebensmittel klug kombiniert – optimale Versorgung garantiert

Das Erfolgsrezept hierfür ist nach dem Institut für Kinderernährung in Dortmund die sogenannte optimierte Mischkost:

Man nehme:
- reichlich pflanzliche Lebensmittel und Getränke
- ausreichend tierische Lebensmittel
- sparsam fettreiche Lebensmittel

und bereite daraus abwechslungsreiche, für Kinderaugen ansprechende Gerichte, die nicht nur gesund sind, sondern auch gut schmecken. Die optimierte Mischkost ist für die ganze Familie geeignet, da für alle Altersklassen dieselben Grundregeln für die Lebensmittelauswahl gelten. Angepaßt werden lediglich die Lebensmittelmengen, und zwar bezogen auf das jeweilige Alter.

Tabelle 5: Altersgemäße Lebensmittelverzehrmengen bei «optimierter Mischkost»

| Empfohlene Lebensmittel | Mengen | Alter (Jahre) | | | | |
		2–3	4–6	7–9	10–12	13–14
reichlich						
Getränke	ml / Tag	700	800	900	1000	1200
Brot, Getreideflocken	g / Tag	120	170	200	250	280
Kartoffeln, Reis, Nudeln, Getreide	g / Tag	100	120	140	180	200
Gemüse	g / Tag	120	180	200	230	250
Obst	g / Tag	120	180	200	230	250
mäßig						
Milch, Milchprodukte	ml(g) / Tag	330	350	400	420	450
Fleisch, Wurst	g / Tag	50	60	70	80	90
Eier	Stück / Woche	1–2	2	2	2–3	3
Fisch	g / Woche	70	100	150	180	200
sparsam						
Margarine, Öl, Butter	g / Tag	15	20	25	30	30

| Geduldete Lebensmittel | Mengen | Altersgruppe | |
		Kleinkinder, Schulkinder	Jugendliche
z. B. Kuchen, Süßigkeiten	g / Tag	< 50	< 80
Marmelade, Zucker	g / Tag	< 10	< 20

Quelle: Kersting, M. / Schöch, G.: Ernährungsberatung für Kinder und Familien, Fischer Verlag, 1996

Beispiele für Mengenangaben:

1 Scheibe Brot, 1 Brötchen	40–50 g
1 EL Getreideflocken	10 g
1 kleine Kartoffel	40–50 g
1 EL Nudeln, Reis gekocht	20g
1 kleiner Apfel	90–100 g
Banane (ohne Schale)	100 g
1 Tasse Milch	150 ml
1 Scheibe Schnittkäse	30 g
1 Scheibe Salami	15 g
1 Portion Fisch	150–200 g
1 Frikadelle	100 g
1 EL Butter oder Margarine	15 g
1 EL Öl	12 g
1 EL Zucker	15 g

Mit den Mengen der angegebenen Lebensmittel kann der Bedarf an wichtigen Nährstoffen, nicht aber an Energie gedeckt werden. Was über die Empfehlungen hinaus gegessen wird, um genügend Energie zu tanken, kann frei gewählt werden, also auch aus dem Bereich geduldeter Lebensmittel.

Bei den pflanzlichen Lebensmitteln und Getränken aus der ersten Gruppe gibt es keine Mengenbegrenzung nach oben. Kinder können hier nach Herzenslust zulangen. Anders bei den tierischen Lebensmitteln und den Fetten. Diese Mengenangaben sollten im Wochendurchschnitt möglichst nicht überschritten werden. Natürlich müssen Sie die empfohlenen Lebensmittelmengen nicht strikt einhalten; die Vorgaben dienen als Richtwerte und geben Eltern einen groben Orientierungsrahmen.

Das Prinzip einer gesunden und ausgewogenen Ernährung veranschaulicht bildhaft die Ernährungspyramide. Die Lebensmittel, die täglich verzehrt werden, werden in 6 Gruppen eingeteilt. All die, die in die untere Gruppe gehören, sollten am häufigsten auf den Tisch kommen. Je weiter oben die Lebensmittel in der Pyramide stehen, desto weniger sollte täglich davon verzehrt werden.

Es gibt generell keine verbotenen Lebensmittel für Kinder. Pommes, Gummibärchen und ähnliches finden also auch einen Platz in der kindgerechten Ernährung, nur sollte dieser eng bemessen sein.

Ernährungspyramide

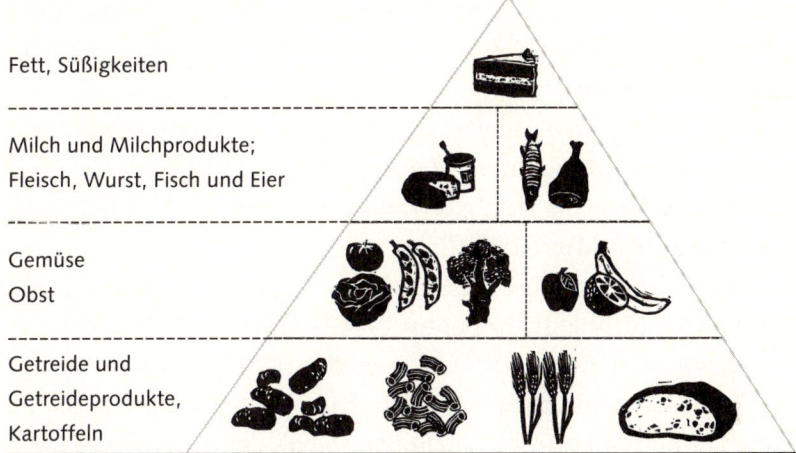

Fett, Süßigkeiten

Milch und Milchprodukte;
Fleisch, Wurst, Fisch und Eier

Gemüse
Obst

Getreide und
Getreideprodukte,
Kartoffeln

Getreide und Getreideprodukte: mehr als Brot und Nudeln

Getreide und Getreideprodukte enthalten:
- reichlich Stärke
- wertvolle Vitamine und Mineralstoffe aus dem vollen Korn
- viele Ballaststoffe, die den Darm auf Trab bringen
- wenig Fett und kein Cholesterin

In einer abwechslungsreichen und gesunden Kinderernährung sollten neben den bekannten und klassischen Getreidearten wie Weizen, Roggen, Hafer und Reis auch die weniger bekannten Getreide eine Rolle spielen. So lassen sich mit Mehrkornmischungen besonders leckere Müslis oder Frischkornbreie zaubern.

Hirse, das sich durch einen besonders hohen Gehalt an Eisen,

Fluorid und Silizium auszeichnet, kann alternativ zu Reis angeboten werden. Aus den kleinen gelben Körnchen lassen sich leckere würzige Gerichte und selbst Süßspeisen herstellen.

Gerste enthält schleimbildende Quellstoffe. Deshalb galt schon bei unseren Großmüttern Gerstenschleim als Allheilmittel bei Magen- und Darm-Erkrankungen. Sie wird aber auch wegen ihres süßlichen Geschmacks gerade von Kindern geschätzt und stellt eine gute Alternative zu Vollkornweizengrieß dar.

Mais – bei den Kindern hauptsächlich als Gemüsemais und Popcorn bekannt – kann in Form von Maisgrieß (Polenta) zu einer echten Bereicherung des Speiseplans beitragen – als leckere Beilage, Aufläufe und auch Bratlinge.

Buchweizen ist sehr eiweißreich und eignet sich als Ersatz von Weizenvollkornmehl sehr gut für Pfannkuchen und Waffeln.

Quinoa und **Amaranth** zeichnen sich durch einen hohen Eiweißgehalt aus und haben dagegen einen geringeren Stärkegehalt. Gerade Amaranth weist einen hohen Gehalt der Aminosäure Lysin auf, weshalb er für die vegetarische Ernährung besonders wertvoll ist.

Aber auch mit den herkömmlichen Getreidearten lassen sich ganz neue Gerichte und Geschmacksrichtungen entdecken. Versuchen Sie Weizenkörner einmal als Eintopfeinlage oder im Salat. Oder bereiten Sie aus Vollkornreis Bratlinge. Vielfältige schmackhafte Anregungen und Rezepte finden Sie im Rezeptteil.

Volles Korn bringt vollen Wert

Das volle Getreidekorn liefert von Natur aus viele wertvolle Nährstoffe in optimaler Zusammensetzung: Während der Mehlkörper hauptsächlich aus Stärke, aber auch aus Klebereiweiß besteht, befinden sich in den Randschichten und im Keimling die Vitamine, Mineralstoffe, Ballaststoffe und Eiweiße mit besonders hoher Wertigkeit sowie wichtige ungesättigte Fettsäuren. Und diese Fettsäuren sind der Grund, warum Vollkornmehl ranzig werden kann.

Deshalb hat sich die Lebensmittelindustrie etwas Absurdes einfallen lassen: die Abtrennung der Schale und des Keimlings vom Mehlkörper und damit verbunden von seinen wertvollen Bestandteilen. Was dabei herausgekommen ist, kennen wir alle: das normale weiße Auszugsmehl Type 405. Dieses Mehl ist zwar sehr lange lagerfähig, aber ernährungsphysiologisch nicht gerade wertvoll.

Auf dem Wege vom natürlichen Getreidekorn zum weißen Mehl gibt es mehrere Zwischenstufen, die anhand der Typenzahl des Mehles erkenntlich sind. Je höher die Typenzahl, desto höher ist der Ausmahlungsgrad des Mehles und damit der Anteil an wertgebenden Nährstoffen im Mehl. Deshalb sollten möglichst Mehle mit hoher Typenzahl, am besten Vollkornmehl, bevorzugt werden. Über die Feinheit des Mehles sagt die Typenzahl nichts aus. Auch Vollkornmehl kann sehr fein gemahlen sein.

Tabelle 6: Wichtige Vitamine und Mineralstoffe in Getreide

	Karotin	Vit. E	Eisen	Zink	Jodid	Selen
Amaranth	K. A.	K. A.	6500	3900	K. A.	K. A.
Buchweizen	K. A.	2500	3200	2500	2,5	18,0
Gerste	1	674	2800	2530	7,0	7,0
Hafer	–	840	5800	4500	6,0	7,0
Hirse	–	409	9000	1800	2,5	5,0
Mais	1290	2010	bis 2400	2500	2,6	16,0
Naturreis	–	740	2600	1520	2,2	11,0
Quinoa	530	5200	10900	7470	K. A.	K. A.
Roggen	–	1960	4860	3890	7,2	4,6
Weizen	20	1350	3310	2690	0,6	3,4
Weizenmehl, Type 405	–	–	1500	1500	–	–

Angaben in µg pro 100 g Vollgetreide; K. A. = Keine Angabe

Quelle: in Anlehnung an «Wertvoll-gesunde Ernährung», Präventionsratgeber Deutsche Krebshilfe, 1998

Es muß nicht immer Vollkorn sein

Kinder wie Erwachsene sollten mindestens die Hälfte der täglich verzehrten Getreidemenge in Form von Vollkornprodukten wie

Vollkornbrot, Vollkornnudeln, Naturreis und Getreideflocken aufnehmen. Sie können Ihr Kind mittags also ruhigen Gewissens seine weißen Nudeln essen lassen, wenn Sie dafür mit Vollkornbrot für den Ausgleich sorgen.

Wie gewöhne ich die Familie an Vollkornprodukte?

Wer von klein auf «vollkörnig» ißt, für den ist es ganz normal und selbstverständlich. Kinder – und auch Erwachsene –, auf deren Speiseplan bisher kaum Vollkornprodukte gestanden haben, tun sich dagegen bei der Umstellung auf eine vollwertige Ernährung erfahrungsgemäß schwer. Vollkornprodukte und -gerichte haben nicht nur einen intensiven Geschmack, an den man sich erst gewöhnen muß, sie erfordern stärkeres Kauen. Und manches sieht auch erst einmal nicht so sehr appetitlich aus; vielfach werden deshalb Vollkornbreie von vornherein abgelehnt. Um so etwas zu verhindern, sollten Vollkorngerichte besonders appetitlich angerichtet werden.

Damit Sie bei Ihren ersten Bemühungen, Ihre Familie künftig gesünder zu ernähren, nicht gleich auf den Widerstand aller Familienmitglieder stoßen: Führen Sie Vollkornprodukte langsam und behutsam ein. Denn meistens sind Väter wie Kinder sehr konservativ beim Essen. Sie lassen ihre liebgewonnenen Eßgewohnheiten nur sehr ungern umkrempeln und stehen Vollkornprodukten vielfach kritisch gegenüber. Am besten fangen Sie mit Speisen an, von denen Sie sicher sind, daß sie bei Ihrer Familie Anklang finden, z. B. Pfannkuchen oder Milchreis. Tauschen Sie bei den Pfannkuchen oder bei Kuchen und Brot zuerst nur einen Teil des Weißmehls durch Vollkornmehl aus, und steigern Sie den Anteil von Mal zu Mal. So können Ihre Kinder und Sie sich langsam an den Geschmack und der Darm sich an die Mehrarbeit gewöhnen.

Damit die «vollkörnige» Ernährung auch allen gut bekommt und nicht zu Blähungen und Verstopfungen führt, ist gutes Kauen sowie reichliches Trinken wichtig: Vollkornprodukte brauchen viel Flüssigkeit, damit sie im Darm ausreichend quellen können.

Gemüse, Kartoffeln und Obst: vielseitige Vitaminspender

- mit viel natürlichem Vitamin C und anderen Nährstoffen
- mit vielen Ballaststoffen, die den Darm in Schwung bringen
- kalorienarm und doch sättigend

Gemüse, Kartoffeln und Obst sollten in der Kinderernährung ganz großgeschrieben werden. Denn sie können unsere Kinder mit den lebensnotwendigen Vitaminen und Nährstoffen, die sie für ihr Wachstum benötigen, optimal versorgen. Eine besondere Bedeutung bei der Vorbeugung gegen Krebs werden den «Krebsschutzvitaminen» Karotin, Vitamin C und E zugeschrieben.

Tabelle 7: Vitamine in Gemüse und Obst

In 100 g frischer Ware	Karotin in µg	Vitamin C in mg	Vitamin E in µg
Gemüse			
Blumenkohl	10,4	73	90
Bohnen (Schnittbohnen)	367	20	423
Brokkoli	871	115	621
Chicorée	3430	8,7	100
Erbse, grün, Schote und Samen	441	25	2040
Feldsalat	3900	35	600
Fenchel	4700	93	–
Grünkohl	5170	105	1700
Kartoffeln	12	22	–
Mangold	3530	40	–
Möhren	11100	7	465
Paprikaschote, rot	1620	138	2520
Petersilie	5410	166	3700
Rosenkohl	447	112	560
Spinat	4690	52	1370
Tomate	506	25	930
Weißkohl	72	45	1700

In 100 g frischer Ware	Karotin in µg	Vitamin C in mg	Vitamin E in µg
Obst			
Apfel	26	12	490
Apfelsine	87	50	320
Aprikose	1610	9,4	500
Banane	69	12	270
Birne	16	5	430
Erdbeere	18	64	120
Honigmelone	4730	32	140
Johannisbeere, schwarz	81	177	1900
Kirsche, sauer	240	12	130
Kirsche, süß	35	15	130
Kiwi	47	71	–
Mango	1250	37	1000
Pflaume	410	5	940
Sanddornbeere	1500	450	3230

Quelle: «Wertvoll-gesunde Ernährung», Präventionsratgeber Deutsche Krebshilfe, 1998

Roh und gegart ergänzen sich

Am besten sollten Obst und etwa die Hälfte des Gemüses roh, z. B. als Salat oder einfach zum Knabbern, verzehrt werden. Zum einen sind Ballaststoffe in unerhitzter Form besonders wirksam, zum anderen bleiben die hitzeempfindlichen Vitamine und die sekundären Pflanzeninhaltsstoffe unzerstört. Zu ihnen gehören vor allem Farb- und Geruchsstoffe sowie pflanzeneigene Enzyme und Mikroorganismen. Bisher standen eher ihre gesundheitsschädigenden Wirkungen im Vordergrund, wie z. B. die des Solanins in grünen Kartoffeln. In der letzten Zeit gibt es jedoch Erkenntnisse, daß zahlreiche sekundäre Pflanzeninhaltsstoffe positive Wirkungen auf die Gesundheit des Menschen haben. So stimulieren sie das Immunsystem, stärken die Abwehrkraft und helfen Krebs vorzubeugen. Sie wirken gegen Entzündungen, senken den Blutdruck und die Blutfettwerte (Cholesterin) und tragen zur Darmgesundheit bei und sorgen für die Bekömmlichkeit der Speisen. Ein bekanntes Beispiel für die gesundheitsfördernden Effekte der sekundären Pflanzeninhaltsstoffe ist Knoblauch. Die in ihm enthaltenen Sulfide wirken antibakteriell, hemmen die Blutgerinnung und senken so Thrombose- und Infarktrisiko.

Einige Gemüsesorten dagegen werden erst durch das Garen besonders bekömmlich, beispielsweise Bohnen und einige Kohlsorten. Zudem können manche Nährstoffe, wie z. B. das Karotin, besser aus gegartem Gemüse ausgenutzt werden.

Achtung, sehr wichtig: Bohnen dürfen keinesfalls roh verzehrt werden: Sie enthalten giftige Eiweißsubstanzen. Bereits beim Verzehr von einigen wenigen rohen grünen Bohnen kann es zu schweren Vergiftungen mit blutigen Magen-Darm-Entzündungen, eventuell sogar mit tödlichem Ausgang, kommen.

Kartoffeln – besser als ihr Ruf

Wegen ihres Stärkereichtums sind Kartoffeln fälschlicherweise als Dickmacher verrufen. Die Kartoffel an sich ist kalorienarm, wenn sie als Pell- oder Salzkartoffel auf den Tisch kommt, und wird erst in Verbindung mit angedickten Soßen kalorienreich: als Bratkartoffeln, Pommes oder Kroketten (Pommes liefern etwa viermal so viele Kalorien wie Salzkartoffeln).

Speziell in den Wintermonaten leistet die Kartoffel einen wichtigen Beitrag zur Vitamin-C-Versorgung. Aber auch sonst muß die Knolle sich nicht verstecken. Sie enthält reichlich Mineralstoffe wie Kalium, Magnesium und Eisen, Vitamin B1 und Niacin, Ballaststoffe sowie Eiweiß. Kombiniert mit anderen Lebensmitteln wie Gemüse oder Kräuterquark liefern Kartoffeln ein besonders hochwertiges Eiweiß.

Achtung: Grüne Kartoffeln enthalten in der Schale und keimende Kartoffeln hauptsächlich in den Keimen das giftige Solanin, das zu Kopfschmerzen, Übelkeit und Erbrechen führen kann und für kleine Kinder besonders gefährlich ist. Auskeimende Kartoffeln deshalb gut schälen und die Augen ausschneiden. Grüne Kartoffeln nicht verzehren.

Wie Kartoffeln enthalten auch grüne Tomaten das giftige Solanin und sollten deshalb nicht gegessen werden.

So bleiben die Nährwerte erhalten

Was nützen uns die Vitamine und Mineralstoffe von Kartoffeln, Zucchini und Brokkoli, wenn sie im Kochtopf zurückbleiben oder durch Licht und Luft zerstört werden? Damit eine Vielzahl der Nährstoffe des ursprünglichen Lebensmittels auch tatsächlich auf dem Teller landet, müssen einige Regeln beachtet werden:

→ Gemüse und Obst möglichst frisch einkaufen und nicht lange lagern, denn während der Lagerzeit werden Vitamine abgebaut.

→ Wenn schon lagern, dann gut verpackt in Folie oder in Kunststoffdosen im Kühlschrank – Salat und Gemüse bleiben so geschützt länger frisch und knackig.

→ Der größte Teil der Vitamine und Ballaststoffe sitzt bei Obst und Gemüse direkt unter der Schale und geht durchs Schälen verloren. Deshalb Gemüse nur sehr dünn schälen. Kartoffeln am besten mit der Schale garen.
Wasserlösliche Vitamine und Mineralstoffe – das sagt schon der Name – werden durch Wasser herausgelöst. Deshalb:

→ Gemüse, Salat und Kartoffeln erst waschen und dann zerkleinern. Auf keinen Fall zerkleinertes Gemüse und Kartoffeln im Wasser liegenlassen.

→ Kartoffeln und Gemüse in möglichst wenig Flüssigkeit garen und diese am besten weiterverwenden.

→ Möglichst kurz garen. Je knackiger das Gemüse, desto höher ist der Nährstoffgehalt.

→ Erst nach dem Garen salzen, denn Salz entzieht Flüssigkeit und die darin gelösten Mineralstoffe.

→ Speisen nicht unnötig lange warm halten: dabei gehen besonders viele Vitamine verloren.

Sind Hülsenfrüchte für kleinere Kinder geeignet?

Hülsenfrüchte liefern besonders viele Ballaststoffe – das kann bei Kindern, die dazu neigen, Blähungen verursachen. Deshalb sollten vor allem kleinere Kinder erst einmal nur wenig Hülsenfrüchte erhalten. Probieren Sie es mit Linsen: Die werden in der Regel vertragen. Hülsenfrüchte müssen lange, am besten über Nacht, in kaltem Wasser eingeweicht und danach ausreichend lange weichgekocht werden.

Kein anderes pflanzliches Lebensmittel liefert soviel wertvolles Eiweiß wie Hülsenfrüchte. Wenn Sie sie dazu noch mit anderen Lebensmitteln wie Getreide, Eier und Milch kombinieren, können Sie getrost auf Fleisch verzichten. Auch der Mineralstoffgehalt dieser harten, kleinen Körner kann sich sehen lassen. Gerade das für Kinder so wichtige Kalzium kommt in Hülsenfrüchten reichlich vor (siehe hierzu auch die Tabelle auf Seite 81).

Tiefkühlgemüse – eine Alternative zu frischem Gemüse?

Heutzutage ermöglichen schonende Technologien, Gemüse quasi direkt vom Feld zu verarbeiten und tiefzufrieren. Die Vitaminverluste sind dabei sehr gering. Frisches Gemüse dagegen büßt auf seinem oftmals langen Weg bis in den Kochtopf eine Menge an Nährstoffen ein. Besonders im Winter, wenn das Gemüseangebot nicht so groß ist, stellen die «auf Eis» gelegten Vitamine eine gesunde Bereicherung des Speiseplans dar. Hilfreich ist TK-Gemüse natürlich besonders dann, wenn mal keine Zeit zum Gemüseputzen bleibt.

Doch eines ist klar: Geschmacklich ist frisches Gemüse, womöglich aus dem eigenen Garten, einfach unübertroffen. Für Kinder ist es wichtig zu erleben, wie das frische knackige Gemüse verarbeitet wird und vielleicht sogar bei der Zubereitung mitzuhelfen.

Das Nitratproblem

Nitrat ist ein natürlicher Bestandteil von Pflanzen. Es gibt von Natur aus nitratarme und nitratreiche Gemüsesorten. Durch die intensive Landwirtschaft und die damit verbundene übermäßige

Düngung ist der Nitratgehalt einiger Gemüsesorten jedoch so hoch, daß von deren Verzehr abzuraten ist.

Ein Teil des aufgenommenen Nitrats wird in der Mundhöhle zu Nitrit umgewandelt und gelangt von dort in die Blutbahn, wo es den Sauerstofftransport behindert, was besonders für Säuglinge lebensbedrohlich sein kann. Aus Nitrit und bestimmten aus der Nahrung stammenden Eiweißbausteinen, den Aminen, können sich krebserregende Nitrosamine bilden.

Tabelle 8: Nitratgehalte in Gemüse

Hohe Nitratgehalte (durchschnittlich über ca. 1000 mg / kg)	Mittlere Nitratgehalte (durchschnittlich 500 – 1000 mg / kg)	Niedrige Nitratgehalte (durchschnittlich unter 500 mg / kg)
Feldsalat	Chinakohl	Auberginen
Kopfsalat	Eisbergsalat	Blumenkohl
Kresse	Endivie	Bohnen
Mangold	Fenchel	Brokkoli
Radieschen	Frisée	Chicorée
Rettich	Grünkohl	Erbsen
Rhabarber	Kohlrabi *	Gurken
Rote Bete	Sellerie	Kartoffeln
Spinat	Steckrübe *	Keimlinge
	Weißkohl	Kürbis
	Wirsing	Möhren
	Zucchini	Paprika
		Pastinaken
		Pilze
		Porree / Lauch
		Rosenkohl
		Rotkohl
		Schwarzwurzeln
		Spargel
		Tomaten

* = teilweise, besonders im Winter, hohe Nitratwerte

Quelle: in Anlehnung an «Nitrat in Wasser und Gemüse», Verbraucherzentrale Düsseldorf, NRW + Nieders., 1993, 5. Aufl.)

Was können Sie tun?

→ Gemüse am besten entsprechend der Saison aus heimischem Freilandanbau kaufen. Gewächshausgemüse hat auf jeden Fall höhere Nitratgehalte als Freilandgemüse. Der Grund: Nitrat wird durch Sonnenlicht in Eiweiß umgewandelt, doch im Treibhaus mangelt es den Pflanzen an Licht, und die Umwandlung findet nicht statt.

→ Gemüse aus kontrolliert biologischem Anbau bevorzugen.

→ Beim Einkauf darauf achten, daß das Gemüse frisch und ausgereift ist.

→ Nitritbildung wird durch eine zu warme Lagerung begünstigt. Deshalb das Gemüse im Gemüsefach des Kühlschranks lagern und möglichst innerhalb von zwei Tagen verbrauchen.

→ Speisen grundsätzlich nicht länger warm halten als nötig und wenn, dann im geschlossenen Gefäß. Bakterien aus der Luft beschleunigen die Umwandlung von Nitrat zu Nitrit.

→ Wegen der Gefahr der Nitrosaminbildung nitratreiches Gemüse auf keinen Fall mit Käse oder gekochtem Schinken zusammen (z. B. Toast Hawaii) überbacken.

→ Ein Obstmus als Nachtisch essen oder Orangensaft trinken: Vitamin C hemmt die Nitrosaminbildung im Magen.

Obst und Gemüse aus dem Bio-Anbau

Obst und Gemüse aus Bio-Anbau weisen gegenüber den konventionellen Erzeugnissen nicht nur einen höheren Vitamin-, Mineralstoff- und Eiweißgehalt auf, sondern sind vor allen Dingen auch weniger mit Schadstoffen und Nitrat belastet – das belegt eine Studie, durchgeführt an der Bundesforschungsanstalt für Qualitätsforschung pflanzlicher Erzeugnisse.

Obwohl sie nährstoffreicher sind, werden Bio-Obst und Bio-Gemüse jedoch meist nur in der Handelsklasse II angeboten, da die Handelsklasse I nur äußerlich makellosen Früchten vorbehalten ist. Die Auszeichnung verrät dem Verbraucher allerdings nichts darüber, was sich unter der Schale verbirgt.

Wer auf Obst und Gemüse aus konventioneller Landwirtschaft zurückgreifen muß, sollte folgendes beachten:

➜ Obst und Gemüse entsprechend der Saison kaufen und einheimische Freilandware bevorzugen.

➜ Heimische Obstsorten wie Cox-Orange, Boskop und alte Apfelsorten wie Berlepsch sind vitaminreicher als Granny Smith, Golden Delicious oder Gloster.

➜ Möglichst keine Äpfel kaufen, die stark glänzen und sich etwas klebrig anfühlen, da diese gewachst sind.

➜ Obst und Gemüse *gründlich* schälen. So kann ein Großteil der Schwermetalle entfernt werden.

➜ Vor dem Verzehr von Bananen jegliche Schalenreste entfernen und an jedem Ende der Banane etwa 1 cm abschneiden. Bananen sind sehr stark mit Pestiziden und dem Schalenbehandlungsmittel Thiabendazol belastet, die sich in den Schalen ablagern.

➜ Zitrusfrüchte werden zwecks längerer Haltbarkeit gegen Fäulnis und Schimmelpilze mit überaus giftigen Konservierungsmitteln behandelt. Die Früchte deshalb vor dem Schälen gut waschen und nach dem Schälen die Hände, so können keine Konservierungsstoffe und Pestizide in den Mund gelangen. Zitrusfrüchte nicht mit Äpfeln und Birnen zusammen im Obstkorb lagern.

Milch und Milchprodukte: gut für die Knochen

- Mit wichtigem Kalzium für die Knochen
- mit wertvollem Eiweiß
- mit den Vitaminen B_2 und B_{12}

Für die gesunde Ernährung nicht nur von Kindern und Jugendlichen sind Milch und Milchprodukte unerläßlich. Sie liefern Kalzium für den Knochenaufbau, aber auch andere wichtige Nährstoffe und Mineralstoffe wie Eiweiß, Kalium, Phosphor, Eisen und Magnesium. Sie enthalten außerdem die fettlöslichen Vitamine A, D und E sowie die gerade bei fleischloser Ernährung so wichtigen B-Vitamine. Außerdem enthalten Milchprodukte oft, wie z. B. Sahne, Crème fraîche und Käse, sehr viel Fett.

Welche Milch für mein Kind?

Die im Handel angebotene Milch unterscheidet sich im Erhitzungsgrad und im Fettgehalt. Pasteurisierte Milch wird bei 70 °C 15 Sekunden erhitzt. Diese Temperatur reicht nicht, um alle Bakterien abzutöten, so daß diese Milch bei Kühlung etwa eine Woche haltbar ist. Dafür ist sie geschmacklich der sogenannten H-Milch überlegen. Diese wird bei 140 °C für zwei bis drei Sekunden erhitzt, wodurch zusätzlich auch Sporen abgetötet werden. H-Milch ist auch ohne Kühlung längere Zeit haltbar. Die geöffnete Packung muß allerdings innerhalb von drei Tagen aufgebraucht werden. Nachteil: Durch dieses Verfahren gehen viele Nährstoffe verloren; nach längerer Lagerung bei Raumtemperatur hat sich zudem ein Großteil der Vitamine verflüchtigt. Auf H-Milch sollte deshalb nur im Notfall und für die Zubereitung von gekochten Milchgerichten zurückgegriffen werden.

Fettarme Milch mit 1,5 Prozent Fett oder Magermilch mit 0,3 Prozent Fett sind zwar kalorienärmer als die im Fettgehalt naturbelassene Milch, sie enthalten aber auch weniger fettlösliche Vitamine. Magere Milchsorten sollten deshalb nur wirklich übergewichtigen Kindern angeboten werden.

Vorzugsmilch für Kinder abkochen?

Vorzugsmilch ist eine unerhitzte und unbehandelte Milch, die ausschließlich von Kühen aus biologisch wirtschaftenden Höfen stammt. Sie wird strenger kontrolliert als herkömmliche Milch und darf nur in den Handel gelangen, wenn sie eine bestimmte Keimzahl unterschreitet. Ohne Frage ist diese naturbelassene Milch die beste, wenn auch teuerste Wahl für unsere Kinder.

In der letzten Zeit wurden jedoch viele Eltern unsicher, ob sie Vorzugsmilch ihren Kindern noch ungekocht geben können. Ausgelöst wurde diese Frage durch einige Erkrankungsfälle, teilweise sogar mit tödlichem Ausgang, nach dem Genuß von Rohmilch, die Kolibakterien enthielt. Diese Bakterien, ihr lateinischer Name wird mit EHEC abgekürzt, kommen sehr häufig im Darm von gesunden Rindern vor und können beim Melken in die Milch gelangen. Besonders Säuglinge und Kleinkinder, Schwangere sowie Personen mit Immunschwächen können durch diese Milch gefährdet werden. Deshalb wird vom Bundesgesundheitsamt empfohlen, Rohmilch für Kinder und andere gefährdete Personengruppen vor dem Verzehr abzukochen. Die Kühlkette sollte auf keinen Fall unterbrochen und die Milch innerhalb von drei Tagen aufgebraucht werden.

Die Empfehlung, Vorzugsmilch abzukochen, macht allerdings wenig Sinn: Dadurch werden weitaus mehr wertvolle Inhaltsstoffe zerstört als durch die schonende Pasteurisation der normalen Milch. Wer also auf Nummer Sicher gehen möchte, sollte für seine Kinder pasteurisierte Milch kaufen.

Fleisch: weniger ist mehr

- Mit hochwertigem Eiweiß
- mit gut ausnutzbarem Eisen und Zink
- mit Vitamin B_{12}

Tierisches Eiweiß ist zwar sehr wertvoll, es wird in seiner Bedeutung jedoch häufig überschätzt. Eine vielseitige und ausgewogene Ernährung versorgt Kinder auch ohne Fleisch ausreichend mit Eiweiß und allen lebensnotwendigen Nährstoffen.

Fleischmahlzeiten sollten nur zwei- bis dreimal wöchentlich auf den Tisch kommen. Denn Fleisch enthält neben Eiweiß auch Fett, Cholesterin und harnbildende Stoffe (Purine), die, in hohem Maße aufgenommen, die Gesundheit beeinträchtigen können.

Wurst: häufig zu fett und zu salzig

Wurst- und Fleischwaren enthalten häufig sehr viel Fett: z. B. Schweinsbratwürstchen etwa 30 Prozent und Salami oder Streichwurst sogar 30 bis 40 Prozent Fett. Diese Produkte sind zudem häufig sehr salzig und enthalten als Konservierungsstoff Nitritpökelsalz, was dem Fleisch zwar die schöne rote Farbe verleiht, im menschlichen Körper aber u. U. durch die Zubereitung (z. B. beim Grillen oder Überbacken) zur Bildung der krebserregenden Nitrosamine führen kann (siehe Kapitel «Das Nitratproblem», Seite 47). Schinken und andere gepökelte Fleisch- und Wurstsorten sollten deshalb nicht mit Käse überbacken oder gegrillt werden.

Geben Sie Ihrem Kind als Brotauflage nicht zu häufig Wurst, und bevorzugen Sie beim Einkauf die fettarmen Varianten (z. B. Putenbrust, Geflügelwurstaufschnitt, gekochter Schinken).

Bio-Fleisch: eine gesunde, verantwortungsvolle Alternative

Wer sich nach all den Skandalen der letzten Zeit fragt, ob er seinem Kind Fleisch überhaupt noch guten Gewissens anbieten kann, für den ist Bio-Fleisch von Tieren aus artgerechter Tierhaltung die richtige Alternative. Wer zudem bereits Bio-Fleisch probiert hat, kennt weitere Gründe. Es hat einen kräftigeren Eigengeschmack und braucht weniger Gewürze. In der Pfanne verliert es nicht die Hälfte seines Gewichtes. Diese gute Fleischqualität ist das Ergebnis einer Tierhaltung, die selbstverständlich sein sollte: robuste Tierrassen, langsame, artgerechte Aufzucht und Fütterung. Die bessere Haltung und Fütterung machen den vorbeugenden Einsatz von Medikamenten überflüssig. Zusatzstoffe, damit die Tiere schneller wachsen, sind verpönt. Es werden keine importierten Futtermittel, die häufig mit Pestiziden behandelt sind, eingesetzt. Vielmehr werden die Tiere mit selbstangebautem Getreide und Hülsenfrüchten gefüttert. Für eine gute Fleischqualität sind neben der artgerechten

Tierhaltung auch kurze Transportwege und Ruhe vor der Schlachtung wichtig. Die ökologischen Anbauverbände vermarkten deshalb ihr Fleisch nur regional und ersparen den Tieren somit lange Transportwege.

Gute Qualität hat allerdings auch seinen Preis. Halten Sie sich deshalb an die Devise: wenig, dafür aber gut!

Eier

* Mit hochwertigem Eiweiß
* mit reichlich Cholesterin

Eier liefern hochwertiges Eiweiß, enthalten aber auch besonders viel Cholesterin. Je nach Alter des Kindes sollte es deshalb nicht mehr als ein bis drei Eier (einschließlich der versteckten Eier in Pfannkuchen, Nudeln, Kuchen etc.) in der Woche verspeisen.

Das Salmonellen-Problem

In den letzten Jahren ist die Zahl der Erkrankungen und der Todesfälle aufgrund von Salmonelleninfektionen sprunghaft angestiegen. Gründe hierfür sind die Massentierhaltung, verseuchtes Futtermittel aus Übersee, mangelnde Stallhygiene und die Verbreitung von Tiefkühlkost. Gefährdet sind vor allen Dingen Menschen mit geringer Widerstandskraft, d. h. auch Babys und Kleinkinder.

Besonders mit Salmonellen befallen ist Geflügel, inzwischen 40 bis 100 Prozent der Masthähnchen und ein Großteil der Legehennen. Und gerade hier hat sich ein neuer Salmonellentyp entwickelt, der sich äußerst gut im Huhn verbreiten und vermehren kann. So kommt es, daß schon das ungelegte Ei infiziert wird. Dieser Typ ist besonders aggressiv und kann schon bei geringer Keimzahl zu massiven Beschwerden führen.

Eine Salmonelleninfektion macht sich ca. 12 bis 36 Stunden nach dem Genuß der infizierten Speise mit heftigem Durchfall, Erbrechen, Bauchkrämpfen, Kopfschmerzen und Fieber bis 40 °C bemerkbar. Besonders gefährlich wird es, wenn die Durchfälle mehrere Tage andauern.

Was können Sie tun?

➔ Auf ausreichende Hygiene bei der Küchenarbeit achten. Dazu zählt: Die Hände und Arbeitsgeräte nach jedem Arbeitsgang mit heißem Wasser und Seife bzw. Spülmittel reinigen. Spüllappen und -bürste häufig wechseln.

➔ Für die Verarbeitung von Fleisch und Geflügel eignen sich am besten Marmorbretter oder Porzellanteller.

➔ Peinlichst genau darauf achten, daß das Abtropfwasser von aufgetautem Geflügel niemals mit der Nahrung in Berührung kommt!

➔ Eier und leichtverderbliche Lebensmittel stets im Kühlschrank aufbewahren. Das ist besonders wichtig im Sommer, da Salmonellen sich optimal bei Temperaturen von 20° bis 40 °C vermehren.

➔ Große Hitze tötet die Salmonellen, deshalb darauf achten, daß Fleisch und Eier immer ausreichend durchgegart werden. Es dürfen keine rohen Stellen mehr vorhanden sein; gekochte Eier dürfen nicht mehr glibberig sein. Besonders beim Garen im Mikrowellengerät auf ein gleichmäßiges Erhitzen achten.

➔ Geben Sie kleinen Kindern keine Speisen, die mit Rohei zubereitet wurden. Hierzu zählen hausgemachte Mayonnaisen, Milcheis oder auch Kuchenteig.

Fisch – sehr gesund

- Mit leicht verdaulichem Eiweiß
- mit ungesättigten Fettsäuren
- mit reichlich Jod
- kalorienarm

Fisch ist ein sehr wertvolles Lebensmittel, da es neben leichtverdaulichem Eiweiß mehrfach ungesättigte und lebensnotwendige Fettsäuren bietet. Gleichzeitig sind Salzwasserfische die wichtigsten Jodlieferanten, vor allem Seelachs, Kabeljau, Schellfisch und Scholle. Süßwasserfische wie Forelle, Hecht und Karpfen enthalten hingegen kaum Jod.

Für eine ausreichende Jodversorgung ist Fisch allein meist nicht ausreichend. Zusätzlich wird deshalb die Verwendung von jodiertem Speisesalz empfohlen (siehe auch Kapitel «Jod», Seite 30).

Muscheln und Thunfisch sollten möglichst selten auf dem Speiseplan von Kindern stehen, da sie besonders stark mit Schwermetallen belastet sind; ebenso verhält es sich mit fettreichen Fischsorten, sie enthalten höhere Schadstoffmengen. Hochseefische wie Rotbarsch, Makrele, Schellfisch und Kabeljau sind geringer belastet als Fische aus Flüssen oder Küstenregionen.

Frischfisch oder Fischstäbchen?

Fisch in seiner Ursprungsform ist trotz seiner unbestreitbaren Vorteile bei Kindern häufig eher unbeliebt. Doch grätenfrei, in viel Panade verpackt und knusprig gebacken, wird er von vielen Kindern geliebt, zumal er so kaum noch nach Fisch schmeckt. Jährlich landen etwa eine Milliarde dieser knusprigen Stäbchen in den Bäuchen von Kindern. Bleibt die Frage, wie gesund diese sind.

Fischstäbchen werden nicht, wie vielfach angenommen, aus Fischabfällen hergestellt. Allerdings bestehen sie zu etwa einem Drittel aus Panade, die beim Braten ordentlich Fett aufsaugt. Gerade übergewichtige oder zu Übergewicht neigende Kinder sind daher mit Fischstäbchen, womöglich zusammen mit Pommes rotweiß, nicht eben gut bedient. Häufig enthalten Fischstäbchen neben anderen Zusatzstoffen den appetitanregenden Geschmacksverstärker Glutamat. Dieser sorgt, ähnlich wie bei Kartoffelchips, dafür, daß der Appetit bleibt bzw. wächst und ein bißchen mehr zugelangt wird. Bei hierfür empfindlichen Menschen kann Glutamat Kopfschmerzen und Schwindelgefühl erzeugen.

Allemal besser und fettärmer ist naturbelassenes Fischfilet. Es läßt sich ebenso schnell zubereiten, und besonders die Fischenden sind genauso grätenfrei. Überraschen Sie Ihre Sprößlinge mit neuen Fisch-Kreationen (siehe Rezeptteil). Sie werden sehen, sie mögen nicht nur Fischstäbchen!

Fertiggerichte

Wer berufstätig ist, mittags von der Arbeit in den Kindergarten oder die Schule hastet, um die Kinder abzuholen, hat unter Umständen keine Lust mehr zum aufwendigen Gemüseputzen und -kochen, wonach es manchmal dann auch noch lange Gesichter geben kann. Fertiggerichte hingegen haben den Vorteil, daß man sie schnell und ohne großen Aufwand auf den Tisch bekommt und sie den Kindern meistens schmecken. Welches Kind hat schon etwas gegen Fertig-Pizza, Ravioli aus der Dose oder Tiefkühl-Lasagne?

Doch Fertiggerichte sind häufig zu fett, zu salzig und liefern außer vielen Kalorien meist nicht die erforderlichen Nährstoffe. Viele Fertiggerichte enthalten zudem Zusatzstoffe wie Geschmacksverstärker, Aromastoffe und Bindemittel, die häufig von Allergikern nicht vertragen werden. Problematisch: Anhand der Zutatenliste ist nicht in jedem Fall ersichtlich, welche Zusatzstoffe oder auch Einzelzutat verwendet wurden (siehe auch S. 106).

Häufiger Genuß von Fast food leistet einer schnellebigen «Wegwerf-Gesellschaft» Vorschub, in der Kinder das Verhältnis zu natürlichen Lebensmitteln verlieren. Wer ständig erlebt, wie Mahlzeiten aus der Packung oder Dose kommen, und dadurch keinen Zugang mehr zur eigentlichen Zubereitung hat, wird später kaum in der Lage sein, für sich selbst gesund zu kochen.

Fertiggerichte sollten aber nicht grundsätzlich verteufelt werden; es kommt natürlich auch auf das jeweilige Produkt selbst an. Und wenn sie nur gelegentlich auf den Tisch kommen, ist nichts gegen ihren Gebrauch einzuwenden. Tiefkühlgerichte sind gegenüber Trockenprodukten, die lediglich mit Wasser angerührt werden müssen, auf alle Fälle vorzuziehen. Auch gegenüber hitzekonservierten Produkten, wie z. B. Ravioli in der Dose, schneiden Tiefkühlgerichte in puncto Nährstoffgehalt in der Regel besser ab. Anstelle von vollständigen Gerichten, die meist sehr salzig und fettreich sind, nehmen Sie lieber Halbfertigprodukte, die Sie mit frischen Lebensmitteln ergänzen können (z. B. TK-Gemüse, Fischstäbchen oder TK-Gemüseburger mit frischen Salzkartoffeln). Komplette Fertiggerichte können Sie mit einem frischen Salat oder frischem Gemüse (z. B. Möhren in das Gericht hineinraspeln) und einem Stück Obst aufwerten.

Fette: Fett ist nicht gleich Fett

Fette liefern lebensnotwendige Fettsäuren und sind Träger der fettlöslichen Vitamine. Dabei handelt es sich um wichtige, sozusagen «gewichtige», Energielieferanten, die es in sich haben: Ein Gramm Fett enthält doppelt so viele Kalorien wie Kohlenhydrate oder Eiweiße. Deshalb ist sparsamer Umgang mit Fetten angesagt und die Wahl des richtigen Fettes wichtig.

Kinder brauchen möglichst viel pflanzliche Fette. Diese enthalten einen hohen Anteil an ungesättigten Fettsäuren, die den Blutfettspiegel günstig beeinflussen. Gleichzeitig liefern sie viele fettlösliche Vitamine und lebensnotwendige Fettsäuren, die besonders für Kinder aufgrund ihres erhöhten Bedarfs wichtig sind.

Achten Sie bei der Auswahl des Fettes darauf, daß es keine gehärteten Fette enthält. In gehärteten Fetten gibt es die sog. Trans-Fettsäuren, die – je nach Produktionsverfahren – in unterschiedlicher Menge vorkommen können. Trans-Fettsäuren erhöhen den Cholesterinspiegel im Blut und damit das Risiko, in späteren Jahren an Arteriosklerose oder Herzinfarkt zu erkranken; gleichzeitig können sie – in hohen Mengen aufgenommen – das Immunsystem schwächen und das Krebsrisiko erhöhen.

Gehärtete Fette finden Sie in einigen Margarinesorten, aber auch in anderen Produkten wie z. B. Kuchen, Pommes, Chips, Fertiggerichten und in Schokolade. Sie sind in der Zutatenliste als «Fette, gehärtet» oder «zum Teil gehärtet» aufgeführt.

Butter oder Margarine als Brotaufstrich?

Hierüber streiten sich häufig die Geister. Butter gilt als ungesund, da sie im Gegensatz zur Margarine hauptsächlich gesättigte Fettsäuren und Cholesterin enthält und somit den Blutfettspiegel erhöhen kann. In Wirklichkeit ist der Beitrag, den Butter zur gesamten täglichen Cholesterinaufnahme leistet, vergleichsweise gering, nur etwa 45 mg. Insgesamt werden täglich über Eier (ein einziges Ei liefert 450 mg Cholesterin!), Fleisch und Wurstwaren wesentlich mehr, nämlich durchschnittlich 500 mg, Cholesterin aufgenommen. Wenn Ihr Kind also lieber Butter als Margarine mag, so können Sie ihm die Brotstulle ruhig mit Butter (dünn) bestreichen.

Bei der Auswahl der Margarinesorte auf die gehärteten Fette achten (siehe oben). Besonders günstig ist Sonnenblumenmargarine: Mit ihrem hohen Gehalt an Vitamin E schützt sie den Körper vor unerwünschten Oxidationsvorgängen.

Welches Fett wofür?

Für die Zubereitung von Salaten sollten Sie möglichst kaltgepreßte Öle verwenden. Sie sind naturbelassen und wurden keinen hochtechnischen und chemischen Verfahren unterzogen.

Olivenöl ist besonders reich an einfach ungesättigten Fettsäuren. Sonnenblumenöl, Sojaöl, Maiskeimöl und Distelöl enthalten die besonders wertvollen mehrfach ungesättigten Fettsäuren.

Da beim Überhitzen von Fetten gesundheitsschädigende Stoffe entstehen können, sollten zum Braten möglichst Fette eingesetzt werden, die sehr hoch erhitzbar sind, ohne zu rauchen. Hierzu zählen Kokosfett und Butterschmalz. Butter und Margarine lassen sich nicht so hoch erhitzen und sind deshalb nur zum Kurzbraten und Dünsten geeignet.

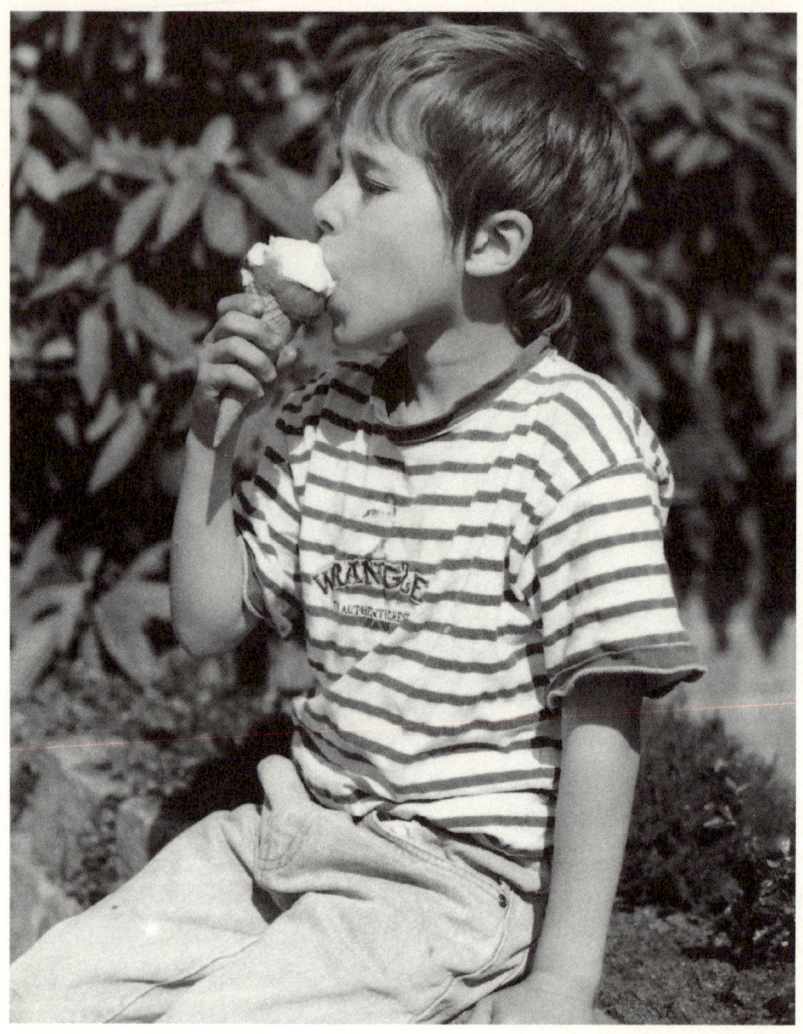

Alles, was süß ist

Nach Empfehlungen der Deutschen Gesellschaft für Ernährung sollten im Durchschnitt nicht mehr als 10 Prozent der täglich aufgenommenen Nahrungskalorien aus Zucker stammen. Das sind je nach Alter des Kindes zwischen 40 und 50 Gramm (4–5 Eßlöffel). Laut einer Studie des Forschungsinstituts für Kinderernährung verputzen unsere Kinder täglich etwa 60 bis 70 Gramm Zucker; rund ein Viertel dieser Menge stammt allein aus gesüßten Getränken, der Rest aus Süßigkeiten und Puddings.

Mit einem Nutella-Brot, einem Fruchtjoghurt (150 g), einem Glas Limonade und einem Riegel Schokolade zusammen werden bereits über 50 Gramm Zucker aufgenommen und damit die täglich empfohlene Zufuhrgrenze der DGE überschritten.

Tabelle 9: Wo Zucker sich versteckt

Süßigkeiten		Zuckeranteil in Zuckerwürfeln *	Zuckeranteil in %
1 Tüte Gummibärchen	250 g	77	77
4 Gummibärchen	8 g	2,5	77
1 Bonbon	5 g	2	97
1 Schokokuß	20 g	5	ca. 65
1 Riegel Schokolade	17 g	4	ca. 57
1 Riegel Kinderschokolade	12,5 g	3	ca. 56
1 Milchschnitte	30 g	4	ca. 33
1 Schokoriegel	62,5 g	14	56
1 Fruchteis	40 g	5	bis 32
1 Kugel Milchspeiseeis	50 g	3	ca. 14
1 Fruchtjoghurt	150 g	7	ca. 12
2 TL Instant-Kakao	5 g	1,5	ca. 75
1 TL Nuß-Nugat-Creme	10 g	2	55
1 Portion Cornflakes	30 g	1,5	10
1 EL Ketchup	15 g	2	bis 33
1 Glas Limonade	0,2 l	8	ca. 10
1 Glas Cola	0,2 l	8	ca. 10

* 1 Zuckerwürfel = 2,5 g

Quelle: in Anlehnung an «Bärenstarke Kinderkost», Verbraucherzentrale NRW, 1994

Wo Zucker sich versteckt

Zucker ist nicht nur Bestandteil in Süßigkeiten, sondern versteckt sich auch in anderen Nahrungsmitteln und Getränken, wie z. B. in Limonaden, Cola, Fruchtjoghurts, Ketchup und ähnlichem.

Lassen Sie sich nicht täuschen von Bezeichnungen wie Dextrose und Glukose (Traubenzucker), Maltose (Malzzucker), Fruktose (Fruchtzucker), Laktose (Milchzucker) oder Maltodextrin und Glukosesirup. Diese Stoffe sind chemisch gesehen Zucker mit den gleichen negativen Wirkungen wie beim normalen Haushaltszucker (Saccharose).

Brauchen manche Kinder mehr Süßes?

Nein. Tatsächlich ist das individuelle Bedürfnis nach Süßem hauptsächlich Gewohnheit und antrainiert. Wer als Kleinkind seinen Brei immer gesüßt erhalten hat und ständig gesüßte Getränke wie Limonaden trinkt, für den ist die Süßschwelle einfach höher. Was das eine Kind als ekelerregend süß empfindet, ist für das andere Kind gerade angenehm süß. Diese «süßen» Kinder kann man in der Regel nur langsam entwöhnen, indem die Speisen und Getränke nach und nach weniger gesüßt werden, ohne daß sie es merken.

Nervöse Kinder, die ständig in Bewegung sind, haben meistens ein größeres Bedürfnis nach Süßem als andere Kinder. Sie verbrauchen ihre körpereigenen Zuckerspeicher schneller, wodurch der Blutzuckerspiegel rascher absinkt. Dem können Sie vorbeugen, indem Sie dem Kind mehrere kleine gesunde Zwischenmahlzeiten anbieten. Die Gier nach Süßem bleibt dann meistens aus.

Ist Zucker gut für die Nerven?

Auf einem Elternabend im Kindergarten ging es um das Thema Süßigkeiten. Eine Mutter beschwerte sich darüber, daß die Kinder nichts Süßes zum Frühstück mitbringen durften. Ihrer Meinung nach brauche ihr Sohn zwischendurch immer etwas Süßes, da er sonst sehr nervös werde.

Subjektiv gesehen hatte die Mutter recht. Zucker hat den Vorteil, daß er sehr schnell in die Blutbahn gelangt. Dank einer Insulinausschüttung wird er sofort in die Zellen und ins Gehirn transportiert und zur Energiegewinnung eingesetzt. Gleichzeitig sinkt dadurch aber auch der Blutzuckerspiegel rasch wieder ab, was sich in Nervosität und mangelnder Konzentration äußert und die Gier nach Süßem aufs neue entfacht. Zucker und Süßes sind deshalb keine Nervennahrung – ganz im Gegenteil. Sie belasten im Übermaß genossen den Stoffwechsel und die Bauchspeicheldrüse.

Für eine gute Konzentration, gerade in der Schule, ist es wichtig, daß Kinder viele komplexe Kohlenhydrate, z. B. Vollkornprodukte, rohes Gemüse und Obst, erhalten. Diese Kohlenhydrate gelangen nur langsam, aber stetig in die Blutbahn und die Zellen, und es kommt nicht zu starken Schwankungen des Blutzuckerspiegels.

Ist Traubenzucker besonders gut für Kinder?

Nein. Traubenzuckerbonbons mit zusätzlichem Vitamin C werden als gesunder und schneller Energielieferant in Apotheken für teures Geld verkauft. Traubenzucker hat zwar den Vorteil, besonders schnell ins Blut zu gelangen und dort den Blutzuckerspiegel anzuheben, liefert aber genau wie normaler Zucker nur leere Kalorien. Traubenzucker sollte deshalb lediglich als Nascherei betrachtet werden. Vor einer anstrengenden Arbeit ist es besser, ein Stück Obst oder ein Vollkornbrötchen zu essen, um so einen zu starken Abfall des Blutzuckerspiegels zu verhindern.

Sind alternative Süßungsmittel besser als Haushaltszucker?

Alternative Süßungsmittel gelten aufgrund ihres Mineralstoff- und Vitamingehaltes zwar nicht als völlig leere Kalorienträger, bieten in bezug auf Karies, Stoffwechselbelastung und Darmflora verglichen mit normalem Haushaltszucker jedoch keine ernährungsphysiologischen Vorteile.

In einer gesunden Ernährung sollte es nicht vordergründig darum gehen, den Zucker möglichst raffiniert auszutauschen, sondern insgesamt darum, vom süßen Geschmack loszukommen. Für alternative Süßungsmittel mag deshalb ihr aromatischer Eigengeschmack sprechen, der den Speisen eine besondere Note verleiht und dazu beitragen kann, weniger zu süßen.

Honig

ist ein natürliches Nahrungsmittel, dessen Wert sehr unterschiedlich beurteilt wird. Während die einen dem Honig keine besondere Bedeutung beimessen wollen, da er zu 70 bis 80 Prozent aus Zucker besteht, schätzen die Honigfans seinen Wert als naturbelassenes Lebensmittel mit wertgebenden Inhaltsstoffen wie Mineralstoffen, Spurenelementen, Enzymen, Hormonen, Aminosäuren, Aromastoffen und Inhibinen (sie hemmen Krankheitserreger). Wenn Honig über 40 °C erhitzt wird, also beim Backen oder in heißem Tee, gehen diese Inhaltsstoffe allerdings teilweise verloren. Wegen seiner schleimlösenden Wirkung wird Honig als Hausmittel gegen Husten und Heiserkeit geschätzt.

Da Honig sehr klebrig ist und an den Zähnen haftet, ist er besonders kariogen.

Wichtig für **Allergiker**: Im Honig ist ein natürlicher Restgehalt an Pollen vorhanden, der allergisierend wirken kann. Allergisch veranlagten Kindern sollte deshalb vorsichtshalber Lindenblüten-, Akazien- oder Tannenhonig anstelle von Blüten- oder Wiesenhonig angeboten werden.

Apfel- bzw. Birnenkraut

ist der eingedickte Saft der entsprechenden Obstsorte, dem Zucker zugesetzt werden kann. Fruchtdicksäfte haben einen aromatischen fruchttypischen Eigengeschmack. Ihr Gesamtzuckergehalt liegt bei etwa 55 Prozent.

Zuckerrübensirup (Rübenkraut)

ist der eingedickte Saft von Zuckerrüben. Durch seinen hohen Gesamtzuckergehalt (etwa 63 Prozent) und seine Klebrigkeit ist er stark kariogen.

Brauner Zucker (Rohrzucker)

ist ernährungsphysiologisch genauso wertlos wie normaler weißer Haushaltszucker. Ihm fehlt lediglich die letzte Reinigungsstufe der

Raffinade, und er wird sogar mit Farbstoff, Zuckercouleur oder Karamel eingefärbt. Aufgrund der anhaftenden Melasse, die leicht verderblich ist, ist Rohrzucker nicht so lange haltbar wie Haushaltszucker.

Rohrohrzucker

ist im Naturkostladen erhältlich (z. B. mit der Handelsmarke Ur Süsse im Reformhaus oder als Holle-Succanat und Rapunzel Rapadura Vollrohrzucker). Er besteht aus dem getrockneten braunen Saft des Zuckerrohrs und enthält wertgebende Bestandteile (Gesamtzuckergehalt etwa 92 Prozent). Sein besonders hoher Preis begründet sich u. A. aus den Bemühungen um eine sozialverträgliche Landwirtschaft in den Erzeugerländern.

Zahnfreundliche Süßigkeiten und Süßstoffe – eine Alternative zu Zucker?

Da Zucker und zuckerhaltige Produkte Karies verursachen, hat sich die Industrie etwas einfallen lassen: zahnfreundliche Süßwaren. Diese enthalten anstelle von Zucker **Zuckeraustauschstoffe**, wie z. B. Sorbit, Lactit, Maltit und Xylit, die den Zähnen weniger anhaben können (Xylit ist die einzige Zuckerverbindung, die für die Zähne absolut unschädlich ist). Sie liefern aber genau wie Zucker Kalorien und können gerade bei Kindern schon in kleineren Mengen genossen zu Blähungen und Durchfall führen.

Süßstoffe werden künstlich hergestellt und haben eine enorme Süßkraft. Sie sind unschädlich für die Zähne und liefern keine oder so gut wie keine Kalorien. In «üblichen Mengen» aufgenommen sind sie für die Gesundheit ohne Risiko. Zugelassen sind verschiedene Substanzen; der bekannteste Süßstoff Saccharin meist in Verbindung mit Cyclamat (bekannt als Natreen) oder Aspartame, die aus Aminosäuren zusammengesetzt sind (bekannt als Nutrasweet). Zu finden sind Süßstoffe hauptsächlich in Joghurts oder Süßspeisen, aber auch in Limonaden und in Cola, die die Bezeichnung «light» tragen.

In Hinblick auf Karies sind Süßstoffe normalem Zucker vorzuziehen. Nicht zu vernachlässigen ist jedoch der erzieherische Aspekt. Viel zu leicht verleiten Produkte, die mit Süßstoffen gesüßt wurden, zu der Ansicht, endlich bedenken- und folgenlos naschen zu können. Gerade für übergewichtige Kinder ist das fatal. Letztlich muß das ganze Lebensmittel mit seinen Nährstoffen wie Eiweiß, Kohlenhydraten und Fett beurteilbar sein, wobei der Fettgehalt eines Lebensmittels weitaus stärker für die Entstehung von Übergewicht verantwortlich ist als sein Gehalt an Kohlenhydraten. Besser ist es, wenn Kinder die Chance haben, den maßvollen Umgang mit normalen Süßigkeiten zu lernen. Zu beachten ist ebenfalls, daß durch die starke Süßkraft der Süßstoffe die Schwelle für Süßes stark nach oben verschoben wird.

Die richtigen Durstlöscher

Kinder sollten je nach Alter täglich durchschnittlich etwa einen bis 1,5 Liter Flüssigkeit in Form von Getränken erhalten. Bei starken Hitzeperioden, Fieber oder beim Sport kann der Flüssigkeitsbedarf auf das Doppelte steigen. Damit Kinder wirklich ausreichend trinken, sollten sie zu den Mahlzeiten und zwischendurch etwas zu trinken erhalten.

Die besten Durstlöscher sind Wasser (Leitungs- oder Mineralwasser), Saftschorlen oder ungesüßte Tees. Limonaden und Fruchtnektare sind aufgrund ihres hohen Zuckergehaltes weniger geeignet. Auch reiner Fruchtsaft weist einen relativ hohen Eigenzuckergehalt (10 Prozent) auf und sollte deshalb am besten verdünnt mit Wasser angeboten werden. Milch oder Milchmixgetränke sind keine Durstlöscher, sondern als Zwischenmahlzeit anzusehen.

Wer das ewige Kistenschleppen leid ist und zusätzlich sparen will, findet mit einem Sodawasserbereiter eine gute und praktische Alternative. Damit läßt sich je nach Geschmack Sodawasser mit

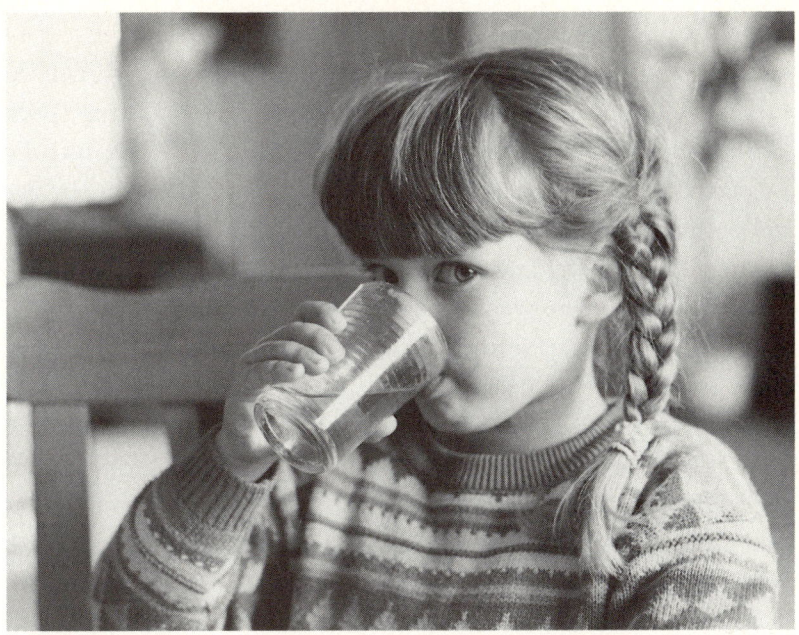

unterschiedlichem Kohlensäuregehalt herstellen. Ein Liter Soda-wasser kommt – je nach Gerät – auf etwa 30 Pfennig; durch die Einsparung gegenüber herkömmlichem Mineralwasser rentiert sich nach relativ kurzer Zeit die Anschaffung des Gerätes, und der Transport der Wasserkisten entfällt.

Da Leitungswasser das am besten untersuchte Lebensmittel ist, braucht man sich um die Qualität des Wassers nicht zu sorgen. Wer sich ausgewogen ernährt, braucht nicht zu befürchten, über das Leitungswasser im Vergleich zu gekauftem Mineralwasser zu-wenig Mineralstoffe zu erhalten. Wer auf Nummer Sicher gehen möchte, sollte sich vom zuständigen Wasserwerk eine Wasserana-lyse zuschicken lassen.

Ein Gläschen Cola in Ehren?

Cola ist für Kinder als Durstlöscher nicht empfehlenswert, da sie sehr viel Zucker und zudem Coffein enthält. Kinder sollten des-halb Cola nur selten und erst ab einem gewissen Alter, z. B. nach

Eintritt in die Schule, erhalten. Die meisten Kinder lieben diese klebrig-süße dunkle Flüssigkeit und meinen, zu den Großen zu zählen, wenn sie sie endlich auch trinken dürfen. Wichtig ist ein konfliktfreier Umgang mit Cola. Starre Verbote erhöhen nur die Attraktivität dieses Getränkes. Ein Beispiel hierzu aus unserer Familie: In unserem Hause wird keine Cola getrunken, und ich habe meinen Kindern genauestens erklärt, warum Kinder noch keine Cola trinken dürfen. Wenn sich aber die Gelegenheit bot, war unser damals 6jähriger Sohn Janis jedesmal wie verrückt hinter der Cola her. Ich war natürlich strikt dagegen. Janis konnte auch alle Argumente, die gegen den Genuß von Cola sprachen, aufzählen: «Sie ist zu süß, man kann danach nicht schlafen, und sie kann süchtig machen ... Ich will aber trotzdem Cola trinken.» Eine Begebenheit machte mich dann endgültig nachdenklich. Nach einer Feier hatte Janis eine Flasche Cola in seinem Zimmer versteckt. Daraufhin nahm mein Mann ihn mit der Cola in die Küche und meinte: «Hier, mein Sohn, betrink dich!» Seitdem sehe ich es etwas gelassener, wenn mein Sohn auf einer Feier mal ein Glas Cola trinkt. Ich trinke dann ja auch ein Glas Wein!

Kinder brauchen keine Extrawurst: keine Kinderlebensmittel

Viele ernährungsbewußte Eltern können ein Lied davon singen: Solange die Kleinen vorwiegend zu Hause essen, löffeln sie morgens brav und zufrieden ihr Müsli und mittags Mamas selbstgemachte Getreidefrikadellen. Mit Erreichen des Kindergartenalters werden die Kleinen mit den Eßgewohnheiten anderer Kinder konfrontiert. Von nun an sind morgens eher Nuß-Nugat-Creme, Flakes, Smakes und Pops angesagt. In der Schule werden sie nochmals durch die Geschmacksvorlieben anderer Kinder beeinflußt. Da kann der Anblick der leckeren süßen Milchschnitte in der Hand des Schulkameraden so manchem Kind den herzhaften Biß in das gesunde Vollkornbrot verleiden. Schließlich und endlich dringt auch noch die Werbung in die entlegensten Winkel der Kinderzimmer vor und weckt bei den Kindern Wünsche nach bisher unbekannten Produkten. Von nun an entscheiden die Kids, was im Einkaufswagen landet – nach der Devise: Es wird zwar gegessen, was auf den Tisch kommt, doch was auf den Tisch kommt, bestimmen sie!

Kinder sind Zielgruppe für Produktentwickler und Marketingstrategen geworden. Sie verfügen einerseits durch Taschengeld, Ersparnisse und ähnliches über erhebliche Geldmittel und beeinflussen andererseits in einem beträchtlichen Ausmaß die Kaufentscheidung ihrer Eltern. So haben Kinder im Alter zwischen 7 und 15 Jahren durchschnittlich jährlich 1511 DM zur Verfügung, was zusammen die gigantische Summe von 11,5 Milliarden DM pro Jahr ergibt. Hiervon geben sie allein für Süßigkeiten 1 Milliarde DM aus.

Die cleveren Marketingstrategen lassen sich einiges einfallen, um die Kleinen zu ködern. Auf schillernd-bunten Verpackungen lachen ihnen ihre Comic-Lieblingshelden entgegen. Wer kann noch widerstehen, wenn er mit der glibbrig-grünen Götterspeise einen Mickymaus-Aufkleber oder als Gratiszugabe zu den Flakes einen Dino-Sticker zum Sammeln ganzer Serien oder Gratisspielzeug erhält? Klar, daß da die Müsli-Packung im Regal daneben keine Chance hat. Skeptische Eltern haben gegen diese Verführung einen schweren Stand, zumal ihnen die vollmundigen Werbeaussagen Gesundheit für die Kinder verheißen. Produkte wie Flakes, Brotaufstriche, Limos, Kekse, Tütensuppen und ähnliche locken damit, reich an Vitaminen und Ballaststoffen oder an Kalzium zu sein, eine Extraportion Milch zu liefern und auf die speziellen Bedürfnisse von Kindern abgestimmt zu sein.

Eine Studie aus dem Jahr 1992, die im Auftrag des Instituts für angewandte Verbraucherforschung durchgeführt wurde, zeigt, daß die Rechnung der Marketingstrategen aufgeht: 46 Prozent aller Eltern kaufen spezielle Kinderlebensmittel, weil die Kleinen sich

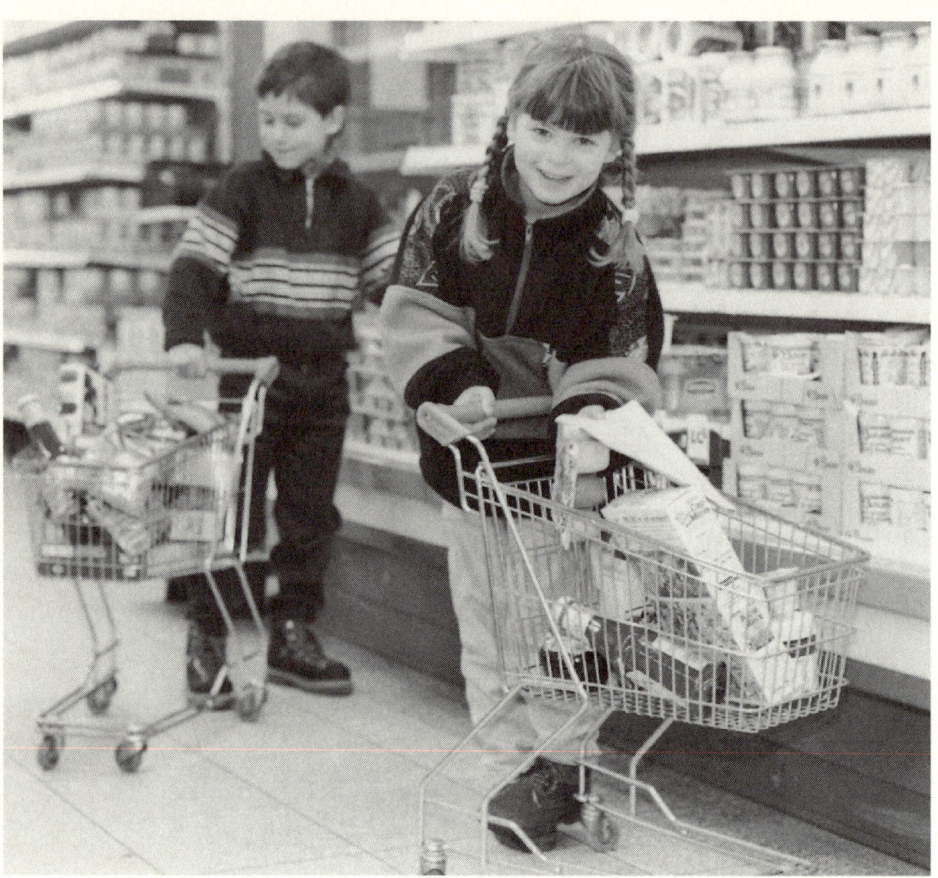

diese wünschen, und immerhin 36 Prozent schätzen die Produkte als besonders geeignet für Kinder ein.

Was steckt in Kinderlebensmitteln?
Teilweise enthalten sie mehr Zusatzstoffe (Farbstoffe, Emulgatoren, Konservierungsstoffe) als vergleichbare herkömmliche Lebensmittel.

Smakes, Flakes, Pops und Co.
werden durch hochtechnische Verfahren hergestellt und enthalten am Ende nur noch wenige der wertgebenden Bestandteile wie z. B.

Ballaststoffe und Vitamine des ursprünglichen Getreides. Deshalb werden sie mit künstlichen Vitaminen und Mineralstoffen wieder aufgewertet, mit Aromen versetzt und teilweise zur Freude des kindlichen Auges zusätzlich noch schön bunt gefärbt. Viele Produkte enthalten zudem sehr viel Zucker, teilweise bis zu 30 Prozent.

Kinderjoghurts

enthalten extrem viel Zucker. Ein Becher Kinderjoghurt (150 g) enthält etwa 20 Gramm Zucker (= 8 Zuckerwürfel). Diese Menge entspricht bereits der Hälfte der von der Deutschen Gesellschaft für Ernährung erlaubten Tagesration an Zucker. Die bessere Alternative ist daher, Joghurt selbst zuzubereiten, indem man etwa Naturjoghurt (zur Müllvermeidung am besten aus Pfandgläsern) mit frischen Früchten oder Marmelade mischt oder Fruchtjoghurt mit Naturjoghurt «verlängert». Frischkäsezubereitungen (z. B. Fruchtzwerge) sind zudem noch sehr fettreich und lassen aufgrund ihres sehr großen Verpackungsaufwands die Müllberge weiter wachsen.

Nuß-Nugat-Cremes

enthalten nicht nur 50 bis 60 Prozent Zucker, sondern auch reichlich Fett, das zum Teil gehärtet ist und negative Auswirkungen auf die Blutfettwerte haben kann. Diese süßen braunen Pasten sind die reinsten Kalorienbomben und liefern mit etwa 600 kcal/100 g doppelt so viele Kalorien wie normale Marmelade. Auch wenn die Werbung Nuß-Nugat-Cremes mit Aussagen wie «Mit dem Besten aus $\frac{1}{3}$ Liter entrahmter Milch» als gesunden Brotaufstrich anpreist, so sind sie dennoch mehr reines Genußmittel denn Brotaufstrich. Für übergewichtige oder zu Übergewicht neigende Kinder ist Nuß-Nugat-Creme nicht empfehlenswert.

Müsliriegel

enthalten kaum Ballaststoffe, dafür aber um so mehr Zucker oder Honig und sind deshalb nicht als Pausenmahlzeit geeignet, sondern als reine Näscherei anzusehen.

Milchschnitten

liefern angeblich eine Extraportion Milch und werden als wertvolle Pausenmahlzeit beworben. In Wahrheit sind sie in die Kategorie «Süßigkeiten» einzuordnen, da sie viel Zucker enthalten und nur wenige Ballaststoffe, Mineralstoffe und Vitamine. Übrigens: In einer Milchschnitte findet sich umgerechnet nur etwa 1 Eßlöffel Milch!

Spezielle Fertiggerichte für Kinder

enthalten in der Regel zuviel Salz und sind häufig von einer so breiigen Konsistenz, daß das Kauen quasi überflüssig wird; die Kaumuskulatur verkümmert regelrecht. Kinder werden durch den Verzehr dieser Fertiggerichte schon früh auf Fast food und Konservenkost programmiert.

Sind Produkte, die mit Vitaminen und Mineralstoffen angereichert wurden, wirklich wertvoll?

Durch die Anreicherung sollen hauptsächlich Lebensmittel, die ernährungsphysiologisch schlecht bewertet werden, in ihrem Image aufpoliert werden. Hierzu zählen Süßigkeiten, Kekse, Limonaden und Frühstücksgetreide wie Flakes, Smakes und ähnliches. Ein Multivitamin-Bonbon beispielsweise ist kein Deut besser als ein normaler Bonbon, nur weil ihm Vitamine zugesetzt wurden.

Als bedenklich anzusehen ist ebenfalls die Tatsache, daß die zugesetzte Menge an Vitaminen pro Portion teilweise der fünffachen Menge des Tagesbedarfs entspricht. Es werden zwar nur wasserlösliche Vitamine zugesetzt, die der Körper bei überhöhter Zufuhr ausscheiden kann, Gefahren für die Gesundheit sind deshalb in der Regel nicht zu erwarten. Bei bestimmten Nährstoffen ist es aber so, daß eine überhöhte Zufuhr die Ausnutzung anderer Nährstoffe beeinträchtigen kann.

Und bei Allergikern kann die übertriebene Anreicherung von Lebensmitteln mit Vitaminen zu unangenehmen Hautausschlägen führen.

Fazit:

Kinderlebensmittel sind werbliche Kinder- und Elternfänger und auf keinen Fall besser als normale Lebensmittel. Kinder brauchen solche speziellen Lebensmittel nicht. Alles, was sie benötigen, ist in natürlichen Nahrungsmitteln enthalten.

Kinderlebensmittel sind ein lukratives Geschäftsfeld. Sie sind teurer als die vergleichbaren Lebensmittel für Erwachsene, denn die Industrie gibt die hohen Ausgaben für die aufwendige Werbung und die Lizenzgebühren für die Comicfiguren natürlich an den Verbraucher weiter. Außerdem belasten die aufwendigen Verpackungen und die Beigaben zu den Kinderlebensmitteln die Umwelt in steigendem Maße.

Wohl kaum eine Familie kann sich trotz dieser Einsicht den Kinderlebensmitteln ganz verschließen, zumal Verbote oder absolute Tabus die Attraktivität dieser Produkte in den Kinderaugen noch steigern. Irgendwo müssen also Kompromisse eingegangen werden.

Probleme mit dem Essen

Eßmuffel: Igitt, das ess ich nicht

Wenn Kinder mittags aus dem Kindergarten oder der Schule hungrig in die Küche stürmen, ist meistens die erste Frage: «Was gibt's heute?» Die Antwort wird entweder mit einem begeisterten «hmmm, lecker», oder einem «oh, nein, nicht das schon wieder» quittiert. Wenn letzteres zutrifft, ist häufig das Mittagessen «gelaufen». Je nach Temperament und Charakter des Kindes wird es sich gar nicht erst an den Tisch setzen, um etwas zu essen, was es sowieso nicht mag. Oder es wird so lange mit mürrischem Gesicht im Essen herumstochern, bis die Mutter oder der Vater «platzt».

Wer kennt es nicht: Da steht man stundenlang in der Küche, um den Kindern eine gesunde und ausgewogene Mahlzeit auf den Tisch zu bringen, und was wollen die Kleinen essen? Trockene Nudeln und nichts dazu! Da helfen kein Zetern, keine ruhigen Erklärungen und auch keine Tricks, die kleinen Monster sind nicht umzustimmen. *Ich habe mit meinen Kindern einen Kompromiß vereinbart: Zuerst müssen sie von allem etwas probieren. Bei der zweiten Portion dürfen sie die Nudeln (oder Kartoffeln oder Reis) essen, wie sie es wollen.* So ist jeder zufrieden.

Diese und ähnliche Probleme gibt es in jeder Familie. Eltern klagen häufiger über schlecht essende Kinder als über Vielesser. Glücklich scheinen die Mütter, deren rotbäckige Kinder stets mit gutem Appetit alles essen und neugierig auch neue Sachen probieren. Mit einem heiklen Esser zu Hause kann einem jedoch der Spaß am Kochen und Ausprobieren neuer Rezepte oder gar der eigene Appetit ganz schön vergehen.

Die Gründe für den häufigen Ärger mit dem Essen sind sehr

vielfältig, und es gibt keine Patentrezepte, um diesem aus dem Wege zu gehen. Häufig ist aber gerade das Verhalten der Eltern mit entscheidend dafür, ob aus den anfänglichen Differenzen später tatsächliche Eßprobleme werden. Viele Eltern, die sich Mühe geben und viel Zeit mit Einkaufen und Kochen verbringen, empfinden die Verweigerung als persönlichen Angriff und reagieren mit Frust, was zu einer gestörten Beziehung in der Familie führen und das weitere Eßverhalten beeinflussen kann.

Deshalb ist es wichtig, sich nicht nur damit zu befassen, welche Lebensmittel Kinder für eine gesunde Ernährung brauchen, sondern auch, welche Eßbedingungen ein ungestörtes Eßverhalten ermöglichen. Ein konfliktfreier und flexibler Umgang mit dem Thema Essen stärkt den Genußaspekt und stabilisiert ein gesundes Ernährungsverhalten. Dabei ist häufig von seiten der Eltern ein wenig mehr Gelassenheit gefragt. Allzu starre Regeln und Vorgaben schüren die Konflikte. Sprüche wie: *«Es wird gegessen, was auf den Tisch kommt»*, gehören in die Mottenkiste.

«Die Sonne scheint nur, wenn der Teller leer gegessen wird?»

Dieses und ähnliches haben wir uns als Kinder anhören müssen, damit ja der Teller brav leer gegessen wurde. Und wenn es gar nicht mehr so recht rutschen wollte, dann gab es «ein Löffelchen für Oma und ein Löffelchen für Opa». Dieses Verhalten unserer Eltern stammt aus früheren Zeiten, als es wirklich keine Wahl gab und gegessen werden mußte, was auf den Tisch kam. Reste wurden vermieden, da diese schnell verderben konnten.

Heute dagegen leben wir in einer Überflußgesellschaft, in der Essen an jeder Ecke stets verfügbar ist. Es gilt, unsere Kinder zu wappnen, damit sie mit diesem ständigen Überangebot an Nahrung richtig umgehen können. Dazu gehört es, Kinder in einem gewissen Rahmen selbst bestimmen zu lassen, was und wieviel sie essen möchten. Sie sollten unter behutsamer Anleitung lernen, sich die Essensmenge selbst aufzufüllen. Auf keinen Fall sollten sie gezwungen werden, ihren Teller leer zu essen, mit der Begründung «was man sich selber auffüllt, muß auch aufgegessen werden». Häufig sind bei leerem Magen die Augen einfach größer als der Bauch! Besser ist es, anders herum zu verfahren: Erst wenig nehmen und bei großem Hunger noch einmal nachfüllen. So lernen die Kleinen, sich auf ihr noch gut funktionierendes Hunger- und Sättigungsgefühl zu verlassen, und werden auch in späteren Jahren nicht ständig über ihren Hunger hinaus essen.

Nachfolgende Tips mögen helfen, Streitigkeiten aus dem Wege zu gehen und das gemeinsame Essen zu einer harmonischen Veranstaltung werden zu lassen:

➔ Lassen Sie Ihr Kind mitbestimmen, was es essen möchte. Am besten machen Sie gemeinsam mit ihm einen wöchentlichen Speiseplan. So kann Ihr Sprößling sich darauf einstellen, was es gibt, und kann hinterher nicht darüber meckern. Sie werden erstaunt sein, Kinder wollen, wenn sie selbst auswählen können, nicht jeden Tag nur Pommes oder Nudeln essen.

➔ Beteiligen Sie Ihr Kind an der Essensvorbereitung oder am Tischdecken oder Dekorieren. Einen Tag darf der eine aufdecken, dafür der andere abdecken. *(Tip: Damit nicht wieder gestritten wird, wer gerade dran ist, führen wir eine Strichliste.)*

➔ Lassen Sie Ihrem Kind, wenn es nach Hause kommt, noch etwas Zeit für sich; zwingen Sie es nicht, sich sofort an den gedeckten Tisch zu setzen.

➔ Ermuntern Sie Ihr Kind dazu, zumindest zu probieren, und akzeptieren Sie es, wenn die probierte Speise abgelehnt wird.

➔ Zwingen Sie Ihr Kind nicht dazu, etwas zu essen, was es nicht mag. Das kann dazu führen, daß es eine lebenslange Aversion gegen diese Speise entwickelt.

➔ Kinder brauchen klare, eindeutige und bekannte Geschmackseindrücke und müssen den Geschmack einordnen können. Häufig ist es ihnen wichtig, die einzelnen Bestandteile der Mahlzeit (Kartoffeln, Gemüse und Fleisch) noch erkennen zu können. Sie essen sie gern jede für sich, rühren sie aber nicht an, wenn sie zu einer Speise, z. B. zu einem Auflauf oder durch eine Soße, «zusammengemanscht» wurden.

➜ Der Geschmack von Kindern ändert sich ständig. Was heute noch ihr Lieblingsgericht ist, lehnen sie plötzlich unerwartet ab, oder umgekehrt. Deshalb: Abgelehnte Lebensmittel nach einiger Zeit vielleicht in einer anderen Zubereitungsvariante erneut anbieten.

➜ Kinder haben meist einen ganz anderen Geschmack als Erwachsene. Sie wollen z. B. unbedingt ein Käsebrot mit Nutella oder ein Fischbrötchen mit Marmelade essen. Auch wenn sich Ihnen der Magen bei dem Gedanken daran umdrehen mag, gestehen Sie Ihrem Kind zu, seinen eigenen Geschmack auszubilden. Ein bißchen experimentieren kann nicht schaden.

➜ Lieblingsessen verbieten, gehört verboten! Dadurch würde nur die Attraktivität der Lieblingsspeise verstärkt!

➜ Machen Sie sich bewußt, daß noch kein Kind vor einem vollen Teller verhungert ist und Kinder sich irgendwann immer das holen, was sie brauchen – auch wenn sie sich zeitweise sehr unausgewogen ernähren mögen.

➜ Die verschiedenen Lebensmittel oder Getränke haben in den Augen der Kinder ein unterschiedliches Image, was dazu beitragen kann, daß einige Lebensmittel bevorzugt oder andere abgelehnt werden. Beispiele hierfür: Wer (schon) Cola trinken darf, gilt als groß. Wer dagegen (noch) Milch trinkt, ist ein Baby.

➜ Negativäußerungen anderer Familienmitglieder über das Essen sind zu vermeiden.

➜ Die Tischordnung ist für Kinder sehr wichtig. Jeder braucht seinen angestammten Platz. Streithähne sollten möglichst weit voneinander entfernt sitzen.

➜ Der Eßtisch und die Mahl«zeiten» sollten nur zum Essen genutzt werden – und nicht zum Schauplatz, um andere Erziehungsziele durchzusetzen!

Mein Kind mag kein Obst und Gemüse –
muß ich ihm dann Vitamintabletten geben?

Mag Ihr Kind wirklich überhaupt kein Obst und Gemüse? In der Regel werden nämlich von Kindern wie auch von Erwachsenen nur einige Sorten abgelehnt. So ziehen manche Kinder Äpfel und Birnen vor, mögen aber keinesfalls Apfelsinen oder Clementinen. Andere sind beim Gemüse wählerisch und lassen außer den altbewährten Möhren kein anderes Gemüse auf ihren Teller. Wenn Ihr Kind anstelle von Gemüse lieber Kartoffeln ißt, wird es auch mit Vitamin C und Ballaststoffen versorgt.

Versuchen Sie, die Sache nicht so verbissen zu sehen; Zank und Druck machen Ihr Kind auch nicht zum Obst- und Gemüseliebhaber. Mit kleinen Tricks können Sie aber versuchen, es ihm schmackhafter zu machen:

➜ Akzeptieren Sie die Vorlieben und Abneigungen Ihres Kindes, und bieten ihm zunächst nur die Sorten an, die es auch wirklich mag.

➜ Gehen Sie auf den Zubereitungswunsch Ihres Kindes ein. Manche Kinder mögen kein gekochtes Gemüse, andere kein rohes oder stückiges Gemüse. Wenn das kaufaule Kind nur gemustes Gemüse mag, lassen Sie es ruhig. Frei nach dem Motto: besser gemustes Gemüse als gar kein Gemüse. Erhöhen Sie nach und nach den Anteil der Gemüsestückchen.

➜ Versuchen Sie behutsam, neue Gemüse- und Obstsorten einzuführen. Am besten nur milde Gemüsesorten und süße vollreife Früchte.

➜ Obst und Gemüse, liebevoll in mundgerechte Stücke geschnitten und vielleicht noch mit witzigen kleinen Aufpiksern versehen, können Große wie Kleine kaum widerstehen. Wenn es dann noch einen Quarkdip dazu gibt, wird es zu einem königlichen Schmaus.

➜ Ein einfacher Apfel wird plötzlich sehr interessant, wenn er zu einem Zauberapfel zickzackartig zurechtgeschnitten wird oder wenn die kleinen Apfelspalten zu kleinen Segelschiffchen dekoriert werden.

→ Lassen Sie die Kinder an der Zubereitung mitwirken. Häufig schmeckt selbstvorbereitetes Obst und Gemüse einfach besser.

→ Weichen Sie aus: In pürierter Form, z. B. als Gemüsesuppe oder Gemüsesoße, werden häufig auch ungeliebte Gemüsesorten akzeptiert. Verstecken Sie Gemüse in Gerichten, z. B. in Frikadellen, Bratlingen und Aufläufen.

→ Bedenken Sie, daß der Geschmack von Kindern sich immer wieder verändert. Favoriten können plötzlich abgelehnt, dafür aber andere Sorten bevorzugt werden.

→ Denken Sie an Ihre Vorbildfunktion. Wenn Sie selbst kaum Obst oder Gemüse essen, ist es kein Wunder, wenn Ihr Sprößling ein Obstmuffel ist.

Vitamine wirken am besten im natürlichen Verbund aller Pflanzeninhaltsstoffe. Deshalb sollten Vitamintabletten nur in Ausnahmefällen, z. B. nach starken oder immer wiederkehrenden Krankheiten, gegeben werden. Vitamin C in isolierter chemischer Form aufgenommen ist lange nicht so wirksam wie die gleiche Menge natürliches Vitamin C in einem Apfel oder in einer Orange. *Übrigens: Schon ein Apfel reicht, um den Vitamin-C-Tagesbedarf eines Kindes zu decken.*

Mein Kind mag keine Milch

Wenn Ihr Kind keine Milch mag, kann der tägliche Kalziumbedarf über Milch- und Sauermilchprodukte wie Joghurt und Käse sowie über bestimmte Gemüsesorten (vor allem «grüne» Gemüse wie Grünkohl, Spinat, Brokkoli usw.) und Hülsenfrüchte, aber auch über Nüsse und bestimmte Samen gedeckt werden. Eine Scheibe Hartkäse (30 Gramm) oder 60 Gramm Weichkäse liefert genauso viel Kalzium wie ein Glas Milch (200 Milliliter).

Überraschen Sie Ihr Kind mal mit einem Milchmixgetränk, z. B. Bananen- oder Erdbeermilch. Häufig bevorzugen Kinder anstelle von reiner Milch Kakao. Da normaler Instant-Kakao viel Zucker enthält (1 Eßlöffel ca. 2 Zuckerwürfel), wählen Sie am besten eine zuckerreduzierte Kakaosorte, oder bereiten Sie ihn selbst mit echtem Kakao und süßen nur leicht.

Tabelle 10: Kalziumreiche Lebensmittel

Portionsgröße	Lebensmittel	Kalziumgehalt in mg	
		pro Portion	bezogen auf 100 g Lebensm.
Milch			
200 g	Vollmilch	240	120
250 g	Buttermilch	273	109
200 g	Naturjoghurt (3,5 %)	180	123
200 g	Dickmilch	250	125
250 g	Speisequark, mager	230	92
30 g (1 Scheibe)	Gouda (45 % i.d.Tr.)	246	820
30 g	Emmentaler (45 % i.d.Tr.)	306	1020
30 g	Tilsiter (45 % i.d.Tr.)	257	858
30 g	Edamer (40 % i.d.Tr.)	238	793
30 g	Briekäse (50 % i.d.Tr.)	120	400
Gemüse			
200 g	Grünkohl	424	212
200 g	Spinat	252	126
200 g	Porree	240	120
200 g	Brokkoli	210	105
200 g	Fenchel	218	109
200 g	Mangold	200	100

Portionsgröße	Lebensmittel	Kalziumgehalt in mg	
		pro Portion	bezogen auf 100 g Lebensm.
Nüsse u. Samen			
15 g (10 Kerne)	Haselnüsse	34	227
15 g (10 Kerne)	Mandeln	38	250
20 g (3 EL)	Sesam	235	783
20 g (3 EL)	Mohn	292	1460
Hülsenfrüchte			
100 g	Bohnen, weiß, getrocknet	–	106
100 g	Kichererbsen, getrocknet	–	110
100 g	Linsen, getrocknet	–	74
100 g	Sojabohnen	–	257

Quelle: in Anlehnung an DGE, «Die Nährstoffe – Bausteine für Ihre Gesundheit», 1994

Außerdem eignen sich Milch, Käse und saure Sahne, um in Suppen oder Aufläufen «versteckt» zu werden.

Kalziumreiches Mineralwasser (Kalziumgehalt über 15 mg / 100 ml) sowie kalziumangereicherte Säfte stellen ebenfalls eine Ergänzung dar.

Mein Kind ißt kein Fleisch – droht Eisenmangel?

Gerade Kinder sind wegen ihres intensiven Wachstums unbedingt auf eine ausreichende Eisenzufuhr angewiesen. Fleisch und Innereien gelten als besonders wertvolle Eisenlieferanten, da sie das Eisen in einer für den Menschen besonders gut verwertbaren Form enthalten. Wenn Kinder Fleisch ablehnen oder sie sich vegetarisch ernähren wollen, so muß bei der Auswahl der übrigen Lebensmittel darauf geachtet werden, daß sie genügend verwertbares Eisen enthalten. Bestimmte Getreide- und Gemüsesorten sind zwar reich an Eisen, allerdings in einer Form, die wesentlich schlechter vom Körper ausgenutzt wird als das Eisen aus Fleisch. Eine Hilfe bietet Vitamin C. Es sorgt dafür, daß pflanzliches Eisen während des Verdauungsprozesses in eine besser verwertbare Form überführt wird. Deshalb sollten eisenreiche Lebensmittel idealerweise in Verbindung mit Vitamin-C-reichen Lebensmitteln verzehrt werden.

Tabelle 11: Eisenreiche und Vitamin-C-reiche Lebensmittel

Lebensmittel	Eisen (mg / 100 g)	Lebensmittel	Vitamin C (mg / 100 g)
Getreide, Getreideprodukte		**Gemüse**	
Hirse	9,0	Paprika, roh	138
Amaranth	9,0	Grünkohl, gekocht	105
Quinoa	8,0	Fenchel, roh	93
Weizenkeime	8,0	Brokkoli, gekocht	90
Buchweizen	3,2	Rosenkohl, gekocht	85
		Blumenkohl, roh	73
		Blumenkohl, gekocht	49
Hafer	5,8	Kohlrabi, roh	63
Haferflocken	4,6	Weißkohl, roh	45
Roggen	4,6	Feldsalat	35
Weizen	3,3	Spinat, gekocht	29
Reis, Vollkorn	2,6	Tomate	25
Cornflakes	2,0		
		Frischobst	
Roggenvollkornbrot	3,3	schwarze Johannisbeeren	177
Roggenmischbrot	2,4	Kiwi	71
Weizenvollkornbrot	2,0	Erdbeeren	64
Weizenmischbrot	1,7	Zitrusfrüchte	45–50
Gemüse		Orangensaft	44
Schwarzwurzeln	2,9	Apfel	12
Spinat	2,9	Banane	12

Lebensmittel	Eisen (mg / 100 g)	Lebensmittel	Vitamin C (mg / 100 g)
Fenchel	2,7	**Nüsse, Ölsaat**	
Mangold	2,7	Pistazie	7,3
Feldsalat	2,0	Sonnenblumenkerne	6,3
Grünkohl	1,9	Mandel	4,1
Endiviensalat	1,4		
Hülsenfrüchte			
Linsen, gekocht	2,1		
Erbsen, grün, gek.	1,3		

Quelle: Kersting, M. / Schöch, G., «Ernährungsberatung für Kinder und Familien», Gustav Fischer Verlag, 1996

Wenn Ihr Kind kein Fleisch ißt, können Sie es nur mit ausreichend Eisen versorgen, wenn Sie nachfolgende Ratschläge beachten:

→ Geben Sie Ihrem Kind regelmäßig ein Vitamin-C-reiches Obst zum Nachtisch, oder reichern Sie den Frischkornbrei oder das Müsli mit Obst und Orangensaft an.

→ Kombinieren Sie eisenreiche Lebensmittel (wie z.B. Spinat oder Hirse) mit Vitamin-C-reichen Lebensmitteln (z.B. Paprika oder Kartoffeln).

→ Bauen Sie gute Eisenlieferanten wie Aprikosen und getrocknete Früchte, Nüsse und Samen in den Speiseplan ein.

→ Bieten Sie Ihrem Kind öfter eisenangereicherten Saft (aus dem Reformhaus) an.

→ Es gibt Lebensmittel, die eine Eisenverwertung behindern, z. B. Rhabarber (enthält Oxalat) sowie schwarzer Tee (enthält Tannine). Achten Sie darauf, daß diese Nahrungsmittel nicht zusammen oder kurz nach eisenreichen Speisen aufgenommen werden.

Mein Kind nascht zuviel

Das Thema Süßigkeiten sorgt immer wieder für heiße Diskussionen in der Familie. Während die Kleinen meist den Hals nicht voll genug davon bekommen können, sind die Eltern bemüht, den Konsum von Süßem in einem noch vertretbaren Rahmen zu halten. Diese wohlgemeinten Bemühungen werden von außen ständig untergraben: Beim Einkaufen lauern in jedem Laden die freundlichen Verkäufer, die den Kleinen einen Lolli oder Bonbon entgegenhalten. Welche Mutter mag da schon widersprechen? Dann der Kampf in der Schlange an der Kasse; wer ist da nicht versucht, dem Drängen seines Kindes nachzugeben, um endlich Ruhe zu haben? Nicht zu vergessen die netten Nachbarn und «süßen» Tanten und Omis, die sich mit einer Hand voller Süßigkeiten in die Herzen der Kleinen schleichen. Und letztendlich sorgt die Werbung dafür, daß bei den Kleinen immer neue Wünsche nach Süßigkeiten geweckt werden.

Zuviel Süßes

- **begünstigt die Entstehung von Karies.** Jährlich verschlingt die Behandlung von Kariesschäden eine Summe von etwa 30 Milliarden Mark. Für die Entstehung von Karies sind zwei Faktoren verantwortlich: häufiger Genuß von Süßigkeiten und mangelnde Zahnhygiene.
Für die in den Zahnbelägen angesiedelten Bakterien ist Zucker eine ideale Nahrung. Sie vergären ihn schnell zu Säure, wodurch aus den Zähnen Mineralien herausgelöst werden (Entmineralisierung) und kleine Löcher entstehen. Durch die im Speichel ständig enthaltenen Mineralien können diese jedoch wieder repariert werden (Remineralisierung) – theoretisch zumindestens. Erhalten die Bakterien aber ständig neue süße Nahrung, bleibt keine Zeit für die Reparatur der Zähne. Es wird neue Säure gebildet, und die klei-

nen Löcher werden so ständig größer – es entsteht Karies. Rat der Zahnärzte, um diesen fatalen Kreislauf einzuschränken: *Es ist besser, wenn Kinder nicht über den Tag verteilt ständig ein wenig naschen,* sondern die Ration an Süßem auf einmal – am besten nach dem Mittagessen – erhalten. Wenn Ihr Kind sich danach noch gründlich die Zähne putzt, haben die Bakterien keine Chance;

- **fördert Übergewicht,** da Süßigkeiten nicht nur viel Zucker, sondern auch meistens viel Fett enthalten (z. B. Schokolade);
- **läßt die gesunden Lebensmittel meist zu kurz kommen,** die Folge ist eine unausgewogene Ernährung, die zu einem Mangel an Vitaminen und Mineralstoffen führen und Kinder in ihrer normalen Entwicklung beeinträchtigen kann;
- **steigert die Infektanfälligkeit;** in einer gesunden Darmflora sind die Mikroorganismen an der Stimulierung des Immunsystems beteiligt. Eine zuckerreiche Ernährung, die zu einer Übersäuerung des Darmes führt, kann sie zerstören. Andere, teilweise krankmachende Mikroorganismen können dann überhandnehmen und somit das Immunsystem schwächen.

Kinder können naschen

Unsere Kinder leben in einer Welt des ständigen Überflusses, in der es an jeder Ecke süße Verlockungen gibt. Keiner kann deshalb seine Kinder vor Süßem verschließen. Vielmehr müssen Eltern sie anleiten, damit vernünftig umzugehen. Eines steht fest: Zu starke Verbote oder Reglementierungen bewirken nur das Gegenteil und steigern die Attraktivität von Süßigkeiten. Kinder, die mit Süßigkeiten zu kurz gehalten werden, entwickeln eine regelrechte Gier danach und stopfen, sobald sich die Möglichkeit ergibt, alles Süße wahllos in sich hinein. Viele Eltern, die sich um die gesunde Ernährung ihrer Kinder sorgen, naschen häufig selbst (heimlich) und gestehen ihren Kindern kaum Süßes zu. Vielfach ist ein etwas gelassenerer Umgang mit Süßem angebracht.

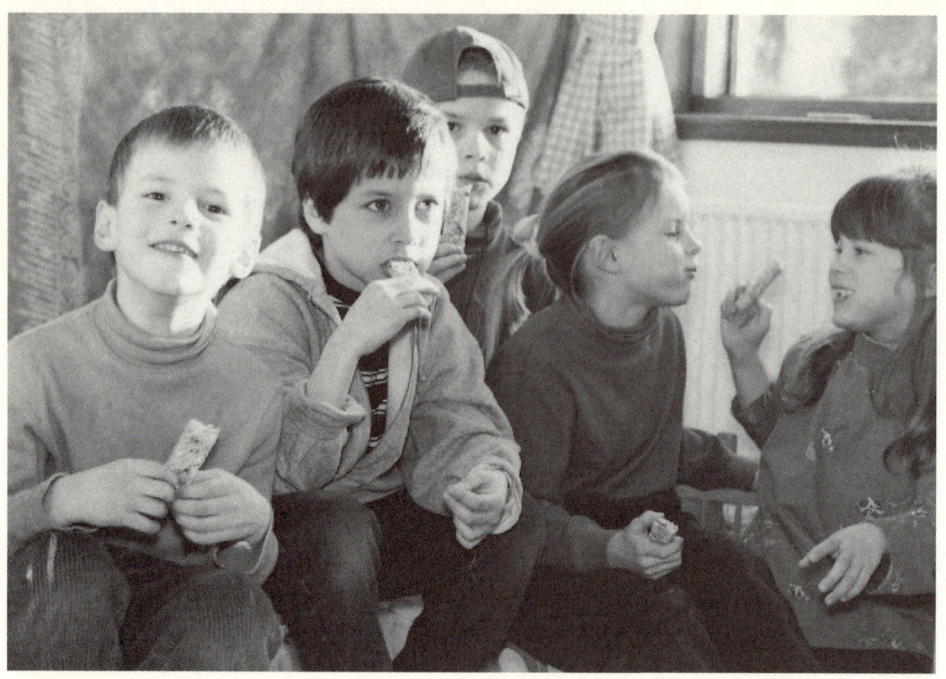

Es gibt keine Patentrezepte für den richtigen Umgang mit Süßigkeiten. Jedes Kind ist anders und braucht seine eigenen Regeln. Manche Kinder haben keine Probleme damit, wenn die Süßigkeiten offen auf dem Tisch stehen und ständig zugänglich sind. Andere Kinder brauchen konkrete Hilfestellung von den Eltern und eine tägliche Einteilung, wieviel sie naschen dürfen. Je kleiner die Kinder sind, desto eher ist es möglich, ihren Konsum von Süßigkeiten zu steuern und die Basis für ein natürliches Verhältnis zum Naschen zu legen. Sobald die Kinder über ihr eigenes Taschengeld verfügen und langsam ihre eigenen Wege gehen, entscheiden sie selbst, ob sie ihr Geld für Lutscher ausgeben. Nachfolgende Punkte können nur Anregungen sein.

So halten Sie das Naschbedürfnis Ihrer Kinder im Rahmen:

➜ Naschen ist nur nach den Mahlzeiten erlaubt!

➜ Lieber einmal am Tag richtig naschen lassen als ständig ein wenig (besser für die Zähne).

➜ Einmal in der Woche gemeinsam Süßigkeiten kaufen und diese in einer Dose an einem für die Kinder zugänglichen Ort lagern.

➜ Menge der erlaubten Süßigkeiten festlegen. Dem Kind entweder täglich sein Quantum oder die ganze Wochenration auf einmal geben, die es sich dann selbst einteilen kann – oder auch nicht! Vernascht es diese gleich am ersten Tag, muß es dafür den Rest der Woche auf Süßes verzichten. Hart bleiben!

➜ Bieten Sie Ihren Kindern häufiger ein süßes Dessert an.

➜ Geben Sie Ihren Kindern zwischen den Mahlzeiten – bevor die Lust auf Süßes erwachen kann – gesunde Knabbereien, Obst und Gemüsestückchen, Brot oder Joghurt. Hierdurch wird das Bedürfnis nach Süßem reduziert und sogar vergessen.

➜ Setzen Sie Süßes nie als Trostpflaster, Belohnung oder Erziehungsmittel ein. Wer an Süßigkeiten als Trostpflaster oder zur Belohnung gewöhnt ist, braucht auch als Erwachsener in schwierigen Situationen Süßes, um seinen Seelenzustand zu stabilisieren.

➜ Bieten Sie Ihren Kindern anstelle von süßem Naschzeug alternative Süßigkeiten wie Trockenobst, Bananenchips und ähnliches an.

Mein Kind ist zu dick

Die Zahl der übergewichtigen Kinder ist seit 1980 um die Hälfte gestiegen. Heute ist etwa jedes achte Kind zu dick. Mitverantwortlich für diesen rapiden Anstieg sind neben dem geänderten Ernährungsverhalten auch die veränderte Freizeitgestaltung. Großstadtkinder bewegen sich nach einer Studie der Universität

Frankfurt durchschnittlich nur noch 15 Minuten so intensiv am Tag, daß sie richtig aus der Puste kommen. Statt dessen sitzen die Kids stundenlang vor dem Fernseher, Computer oder am Gameboy. Gleichzeitig werden sie immer stärkeren psychischen Belastungen ausgesetzt, aufgrund dessen sich viele Kinder «Kummerspeck» anfuttern.

Das schlimme ist, 70 bis 80 Prozent aller übergewichtigen Kinder schleppen die überflüssigen Pfunde noch im Erwachsenenalter mit sich herum. Abgesehen von den zu befürchtenden Folgekrankheiten, wie z. B. Bluthochdruck, Diabetes, Gelenk- und Haltungsschäden, leiden die meisten Kinder sehr unter ihrem Übergewicht. Um Ihrem Kind das zu ersparen, sollten Sie bei bestehendem Übergewicht rechtzeitig handeln und die Ernährung umstellen.

Kalorienzählen ist dabei out. Es geht nicht darum, daß Kinder weniger essen, sondern entscheidend ist, was sie essen. Fettarme Ernährung und sportliche Aktivität sind der Schlüssel zum Idealgewicht Ihres Kindes. *Machen Sie deshalb Ihr Kind zum Fett-Detektiv, und spüren Sie gemeinsam mit ihm die versteckten Fettaugen in der Nahrung auf.*

Führen Sie dafür zuerst gemeinsam ein Ernährungsprotokoll, möglichst über mehrere Tage. Alles, was gegessen und getrunken wird, sollte aufgeschrieben werden. Hierdurch wird dem Kind bewußt gemacht, was und wieviel es ißt. Mit Hilfe der Tabelle «Fettreiche und fettarme Lebensmittel» (Seite 242) können Sie in etwa die tägliche Fettaufnahme Ihres Kindes berechnen.

Vergleichen Sie die tägliche Fettaufnahme Ihres Kindes mit dem tatsächlichen Bedarf von Kindern, lt. DGE-Empfehlungen von 1991:

Fettbedarf von Kindern

Alter	Täglicher Fettbedarf in g
1 – 4 Jahre	50–58
4 – 7 Jahre	60–70
7 –10 Jahre	67–78
10–13 Jahre	72–88
13–15 Jahre	77–97

(Faustregel: 1 EL Fett = 10 g)

Als nächstes folgt eine Bewertung der verzehrten Lebensmittel. Gehen Sie mit Ihrem Kind die Tabelle durch und entdecken Sie gemeinsam, in welchen Lebensmitteln sich geballte Fettmengen verstecken und welche fettarmen Alternativen es gibt.

Die Hälfte der täglichen Fettaufnahme wird in der Regel über die in den Lebensmitteln versteckten Fette (wie z. B. in Kuchen, Schokolade, Kartoffelchips, Wurst u. a.) und die andere Hälfte über die sichtbaren Fette (wie z. B. Streich-, Brat- oder Kochfett) gedeckt. Die empfohlenen Mengen sind schnell erreicht, wenn man bedenkt, daß alleine eine Knackwurst (100 Gramm) etwa 33 Gramm und 100 Gramm Kartoffelchips etwa 32 Gramm Fett enthalten.

So sparen Sie Fett in der Ernährung:

➜ Achten Sie beim Einkauf auf den Fettgehalt der Lebensmittel. Fragen Sie an der Käsetheke nach fettarmen Käsesorten.

➜ Reduzieren Sie das Streichfett auf dem Brot; wenn es geht, verzichten Sie ganz darauf.

➜ Bevorzugen Sie fettsparende Zubereitungstechniken wie Dämpfen, Dünsten und Grillen. Verwenden Sie zum Braten beschichtete Pfannen, da diese kein Fett benötigen. Wenn Sie Fett verwenden: möglichst sparsam damit umgehen; messen Sie Fett stets mit einem Löffel ab, sonst wird es leicht zuviel.

➜ Verzichten Sie möglichst auf die Zubereitung besonders fettreicher Gerichte, z. B. in Fett gebackene Kartoffeln, Bratkartof-

feln, Pommes (100 Gramm Pommes oder Kartoffelpuffer liefern etwa 4mal soviel Kalorien wie Salzkartoffeln oder Kartoffelpüree).

→ Geben Sie Ihrem Kind anstelle von Vollmilch fettreduzierte
Milch zu trinken, und verwenden Sie diese auch zum Kochen,
z. B. für Pudding oder Milchreis. Wählen Sie ebenfalls möglichst fettarme Milchprodukte: Magermilchjoghurt, Käse mit
nicht mehr als 40 Prozent Fett i. d. Trockenmasse. Beim Kochen möglichst auf die Verwendung von Sahne (40 Prozent
Fett) und Crème fraîche (40 Prozent Fett) verzichten und statt
dessen saure Sahne (10 Prozent Fett) einsetzen.

→ Bevorzugen Sie fettarme Wurstsorten. Anstelle von Salami
oder ähnlichen Wurstmischungen gekochtem Schinken, Putenbrust, Corned beef den Vorzug geben.

→ Wählen Sie statt fettreicher Brotaufstriche wie Nuß-Nugat-
Cremes lieber Konfitüre.

→ Schränken Sie den Konsum von Süßigkeiten ein, und achten
Sie darauf, daß eher fettarme Süßigkeiten bevorzugt werden,
z. B. Fruchtdrops, Gummibärchen u. ä.

Außerdem ist es von Vorteil, wenn Sie Ihrem Kind eine ballaststoffreiche Kost anbieten, also reichlich Obst, Gemüse, frische Salate
und ausreichend Vollkornprodukte – damit erzielen Sie eine länger
anhaltende Sättigung. Außerdem sollte Ihr Kind ausreichend trinken, möglichst 1 $\frac{1}{2}$–2 Liter pro Tag. Am besten geeignet sind Mineralwasser, Saftschorlen oder ungesüßte Tees.

Gehen Sie bei der Ernährungsumstellung langsam und behutsam
vor. Versuchen Sie nicht, alles radikal von heute auf morgen än-
dern zu wollen. Auch Kinder trennen sich nicht gern von liebgewonnenen Gewohnheiten. Viel zu schnell könnten sich dann
Mißerfolge einstellen. Und dann wird es häufig sehr schwer, das
Kind neu zu motivieren. Für einen Erfolg ist aber die Motivation
und Mitarbeit Ihres Kindes unbedingt erforderlich.

Stellen Sie gemeinsam einen Ernährungsplan auf, und stecken Sie kleine Ziele in überschaubaren Zeiträumen. Belohnen Sie Ihr Kind bei Erfolgen (nicht nur auf der Waage), z. B. mit einem Besuch im Schwimmbad. Trösten und motivieren Sie es, wenn es nicht so recht klappen will. Helfen Sie ihm, seine Stärken und damit sein Selbstbewußtsein aufzubauen, und lassen Sie seine Schwachstellen in den Hintergrund treten!

Halten Sie sich immer vor Augen: Es geht nicht vorrangig darum, daß Ihr Kind möglichst schnell und viel an Gewicht verliert, sondern daß seine Ernährungsgewohnheiten langfristig umgestellt werden. Hierdurch purzeln die Pfunde langsam von ganz alleine. Andernfalls kann unter Umständen das Gegenteil erreicht werden, denn zu schnell verlorene Pfunde sind noch schneller wieder da (Yo-Yo-Effekt). Gewichtsabnahmen von etwa 500 Gramm je Woche sind realistisch und gesundheitlich unbedenklich. Bei Kindern mit nur geringem Übergewicht reicht es, wenn sie nicht weiter zunehmen und das bestehende Gewicht halten. Das übrige besorgt dann das Wachstum; mit jedem Zentimeter, den die Kinder wachsen, verlieren sie ein Kilo Übergewicht.

Mit Sport purzeln die Pfunde leichter

Zur Unterstützung der Gewichtsreduzierung ist es unbedingt erforderlich, daß Ihr Kind sich auch ausreichend bewegt, da es hierdurch mehr Kalorien verbraucht. Motivieren Sie es deshalb zu sportlichen Aktivitäten, auch wenn es zuerst keine Lust dazu hat oder sich vielleicht wegen seines Übergewichtes schämt. Je größer das Übergewicht ist, desto schwieriger wird es. Fahren Sie mit ihm Fahrrad, gehen Sie mit ihm schwimmen, oder spielen Sie einfach miteinander Fuß- oder Federball. Bleiben Sie hartnäckig bei Ihren Bemühungen, Ihr Kind zu mehr körperlichen Aktivitäten zu bewegen, und werfen Sie nicht gleich die Flinte ins Korn. Übergewichtige Kinder brauchen viel Unterstützung und Zuspruch der Eltern. Da sie im Vergleich zu Gleichaltrigen meistens langsamer und ungeschickter sind, ist ihr Selbstbewußtsein oft angeknickt – sie geben häufig vor, keine Lust am Mitspielen zu haben, aus Angst, sich vor den anderen zu blamieren. In der Gemeinschaft macht Sport am meisten Spaß. Suchen Sie gemeinsam mit Ihrem Kind deshalb einen geeigneten Verein aus.

Essen: Balsam für die Seele?

Neben der falschen Ernährung und dem Bewegungsmangel sind möglicherweise psychische Gründe mitverantwortlich für das Übergewicht Ihres Kindes.

Schon Säuglinge lernen, daß unangenehme Gefühle mit Nahrung befriedigt werden können. Sobald das Baby schreit, bekommt es von der Mutter das Fläschchen oder die Brust. Später erhält das Kind, wenn es sich weh getan hat, zum Trost einen Bonbon oder einen Keks, wenn es im Kaufhaus ungeduldig wird, oder für die gute Schulnote zur Belohnung eine Tafel Schokolade. So werden die Kleinen darauf programmiert, daß negative Gefühle – egal ob Frust, Streß oder Langeweile – mit Essen kompensiert werden können bzw. daß Essen sogar eine Belohnung sein kann. Kein Wunder, wenn diese Kinder später in schwierigen Situationen versuchen, die Probleme mit übermäßigem Essen zu bewältigen.

Prüfen Sie deshalb auch, ob Ihr Kind derzeit besonderen Belastungen im Kindergarten, in der Schule oder durch veränderte Familien- oder Wohnverhältnisse ausgesetzt ist. Nehmen Sie sich viel Zeit für Ihr Kind, und versuchen Sie, in gemeinsamen Gesprächen Lösungsmöglichkeiten zu finden.

Ist es dagegen nicht richtig ausgelastet, überlegen Sie zusammen, welche Aktivität ihm Spaß machen könnte. Überprüfen Sie Ihre eigenen Ernährungsgewohnheiten, denn Sie sind das beste Vorbild für Ihr Kind. Überlegen Sie vielleicht gemeinsam mit Ihrem Kind, wie man künftig auf Frust, Streß und Langeweile reagieren oder wie man sich außer mit Essen belohnen könnte.

Sollten die psychischen Probleme schwerwiegenderer Art sein, ziehen Sie unbedingt den Kinderarzt oder einen Psychologen zu Rate.

Mein Kind ist zu dünn

Hat Ihr Kind nach der Tabelle 2 auf Seite 22 tatsächlich Untergewicht, müssen als erstes die Ursachen dafür ergründet werden:

Vielleicht hat es gerade einen starken Wachstumsschub hinter sich. Oder es treibt sehr viel Sport, wodurch natürlich sehr viel Energie verbraucht wird. Häufig sind die äußeren Umstände ein Grund für den mangelnden Appetit eines Kindes, z. B. wenn es zuwenig Zeit zum Essen hat oder häufig alleine essen muß. Oder wenn es Probleme (Schule, Freundeskreis etc.) mit sich herumträgt.

Auch falsche oder einseitige Eßgewohnheiten können für das Untergewicht verantwortlich sein. Kinder, die z. B. zwischendurch zuviel naschen oder trinken, haben dann bei den eigentlichen Mahlzeiten keinen Hunger mehr.

Ist Ihr Kind jedoch ein schlechter Futterverwerter, was meistens erblich bedingt ist, kann es essen, soviel es will und wird dennoch nicht sonderlich an Gewicht zunehmen. Lassen Sie Ihr Kind gegebenenfalls ärztlich untersuchen.

So können Sie Ihrem Kind helfen, wieder an Gewicht zuzulegen:

→ Gehen Sie verstärkt auf seine Geschmacksvorlieben ein, und lassen Sie es bei der Mahlzeitenauswahl und -gestaltung mitwirken.

→ Legen Sie die Essenszeiten so, daß Ihr Kind genügend Zeit zum Essen hat und nicht zu müde ist.

→ Essen Sie stets in entspannter Atmosphäre (ohne laufenden Fernseher); während des Essens sollten unangenehme Gesprächsthemen tabu sein.

→ Lassen Sie Ihr Kind nicht alleine essen. In der Gemeinschaft schmeckt es einfach besser; viele Kinder werden durch die Anwesenheit anderer Kinder mit gutem Appetit auch zum Essen angeregt.

→ Auch Kinder essen mit den Augen: Eine kindgerecht und appetitlich angerichtete Mahlzeit fördert eher den Appetit.

→ Lassen Sie die Portionen nicht zu groß ausfallen: Ein überladener Teller wirkt erschlagend.

→ Bauen Sie Lebensmittel mit hohem Fettgehalt in den Speiseplan Ihres Kindes ein (siehe Tabelle 14, Seite 242): Verfeinern Sie die Gerichte mit Sahne oder Crème fraîche, und tauschen Sie, wo es geht, Milch mit Sahne aus, oder vermischen Sie diese mit Sahne. Bevorzugen Sie fettreiche Milchprodukte wie z. B. Sahnejoghurt, Doppelrahmfrischkäse u. a.

→ Verteilen Sie das Essen am besten über 5 bis 6 kleinere Mahlzeiten, und achten Sie darauf, daß es abwechslungsreich ist.

→ Zwingen Sie Ihr Kind nicht zum Essen.

→ Setzen Sie Essen nie als Erziehungsmittel, z. B. zum Trösten oder Bestrafen, ein.

Wenn Ihr Kind erfolgreich zunimmt, achten Sie darauf, rechtzeitig wieder auf Normalkost umzustellen, sonst verkehrt sich die Angelegenheit ins Gegenteil, und es droht Übergewicht.

Gerade Mädchen in der Vorpubertät oder während der Pubertät essen häufig zuwenig, weil sie sich zu dick fühlen und abnehmen wollen. Hierauf sollten Sie besonders achten, vor allem wenn es sich über einen längeren Zeitraum hinzieht. Häufig sind tiefergehende psychologische Probleme dafür verantwortlich, die schlimmstenfalls zur Magersucht führen können. Informationen und Hilfe erhalten Sie bei speziellen Beratungsstellen oder Selbsthilfeorganisationen (siehe Adressenanhang).

Was ißt das kranke Kind?

Kranke Kinder brauchen neben Ruhe auch sehr viel Zuwendung. Und auch die richtige Ernährung ist zur Unterstützung des Heilungsprozesses wichtig. Dabei ist der Appetit des kranken Kindes der richtige Kompaß!

Was ist Schonkost?

Bei vielen Erkrankungen (s. u.) braucht das Kind zur Entlastung des Stoffwechsels eine Schonkost, die nur leichtverdauliche Nahrungsmittel enthält und auf solche verzichtet, die erfahrungsgemäß zu Unverträglichkeiten führen können.

Schonkost bedeutet:
→ keine fetten Speisen jeder Art
→ keine süßen und fetten frischen Backwaren
→ keine Süßigkeiten
→ keine stark gewürzten Speisen
→ keine Räucherwaren und kein scharf gebratenes Fleisch
→ keine zu heißen bzw. zu kalten Speisen oder Getränke
→ keine kohlensäurehaltigen Getränke
→ keine stark blähenden Gerichte (alle Kohlsorten, Hülsenfrüchte, Zwiebeln und Knoblauch)
→ Vorsicht bei einigen Salaten, z. B. Gurken- oder Kartoffelsalat
→ kein rohes Stein- oder Kernobst
→ keine hartgekochten Eier.

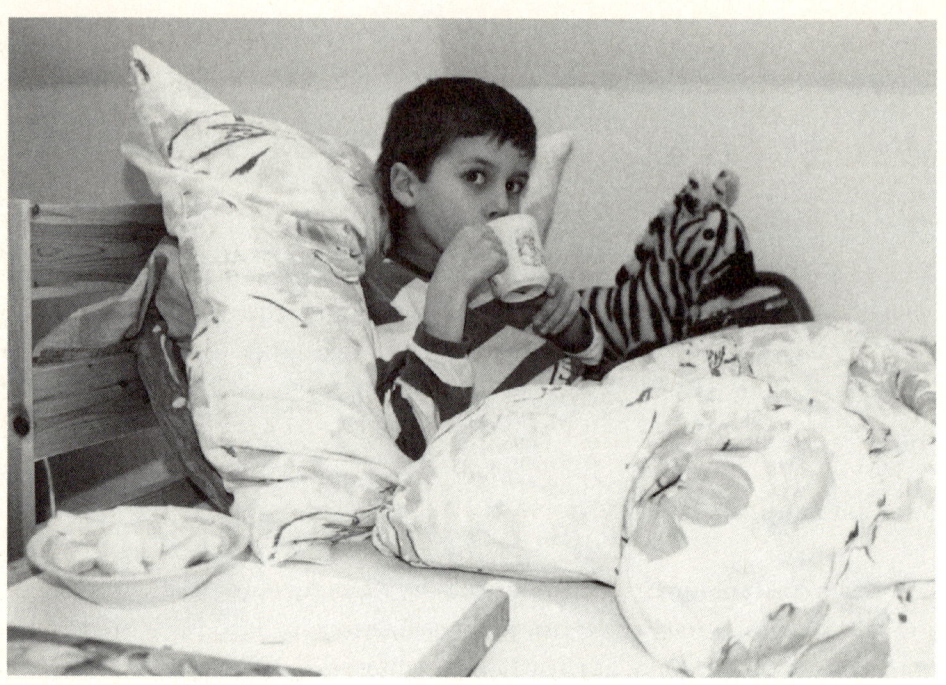

Die Verträglichkeit von Lebensmitteln ist individuell sehr verschieden. Es kann also gut sein, daß Ihr Kind einige der oben aufgeführten Lebensmittel gut verträgt und bei Verlangen auch essen kann.

Für die Schonkost kommen schonende Zubereitungstechniken wie Dünsten, Dämpfen, Kochen, fettarmes Grillen und Garen in der Aluminiumfolie in Frage. Die Schonkost sollte auf 5 bis 6 kleinere Mahlzeiten verteilt werden.

Fieber

Kinder haben in Zusammenhang mit Infekten oder Krankheiten schnell hohes Fieber. Dann läuft ihr gesamter Stoffwechsel auf Hochtouren, um Viren und Bakterien abzutöten und gleichzeitig wichtige Abwehrstoffe zu bilden und Schlackenstoffe auszuschwemmen. Fieber hat somit eine heilende Funktion und sollte normalerweise erst ab Temperaturen über 39,5 °C heruntergedrückt werden. Sollte nach drei Tagen das Fieber nicht sinken, muß unbedingt ein Arzt aufgesucht werden.

→ **So können Sie helfen:**
Durch das starke Schwitzen während des Fiebers entstehen hohe Flüssigkeits- und Elektrolytverluste. Geben Sie Ihrem fiebernden Kind deshalb viel zu trinken. Besonders gut geeignet sind verdünnte Obstsäfte sowie mit Traubenzucker gesüßte kalte Kräuter- oder Früchtetees. Heißer Lindenblütentee und heißer Holunderblütensaft mit Honig wirken schweißtreibend und können somit zusätzlich den Heilungsprozeß unterstützen. Bei sehr hohem Fieber sollte das Kind allerdings keine heißen Getränke erhalten, das Fieber könnte noch weiter ansteigen.

Die meisten Kinder haben während des Fiebers keinen Appetit und wollen nichts essen. Wenn ausreichend getrunken wird, brauchen Sie sich keine Sorgen zu machen, wenn Ihr Kind an ein bis zwei Tagen nichts essen möchte. Dieses «Fasten» entlastet den Stoffwechsel, und dem Körper bleibt mehr Kraft zur Bekämpfung der Krankheit.

Sobald der Appetit wieder da ist, gehen Sie bei der Nahrungsauswahl auf die Wünsche des kranken Kindes ein. Die angebotenen Speisen sollten allerdings leicht verdaulich, also kohlenhydratreich und verhältnismäßig fett- und eiweißarm sein (siehe Schonkost, Seite 95). Gut geeignet sind frisches Obst, Joghurt, Fruchtsuppen, Milchsuppen und Milchbreie, heiße Brühen mit Einlage, Milchmixgetränke und auch leicht gesüßte Puddings.

Durchfall und Erbrechen

Durchfall ist eine Begleiterscheinung vieler Krankheiten, bei denen die Verdauung im Magen-Darm-Trakt gestört ist. Dabei kommt es mehrmals täglich zu breiartigem bis dünnflüssigem Stuhlgang, oft ganz plötzlich und mit krampfartigen Schmerzen verbunden. Ursachen hierfür können Infektionen durch Bakterien und Viren, verdorbene Speisen, aber auch Nahrungsmittelunverträglichkeiten (z. B. Milcheiweißallergie) sein. Es wird hier nur auf den Magen-Darm-Infekt eingegangen.

→ **So können Sie helfen:**
Je nach Ausmaß des Infektes muß das Kind eine Diät über mehrere Tage durchführen. Wichtig dabei ist, daß diese konsequent eingehalten wird, sonst kann es zu länger anhaltendem Durchfall kommen, der das Kind sehr schwächen kann. Die Diät sollte folgendermaßen aufgebaut sein:

→ **1. Tag: Fastentag**
An diesem Tag wird nur getrunken. Bei Durchfall verliert der Körper viel Wasser und lebenswichtige Mineralien. Das Wichtigste ist deshalb, viel zu trinken. Am besten geeignet sind dünner schwarzer Tee (zweiter Aufguß), Kamillentee, Fencheltee, Pfefferminztee, Brombeerblättertee, Tee aus getrockneten Heidelbeeren sowie Eichenrindentee, jeweils mit Traubenzucker gesüßt, sowie Mineralwasser mit wenig oder ohne Kohlensäure.

Eine besondere Wirkung wird der Eichenrinde zugeschrieben: Sie ist nicht nur in der Lage, darmreizende Stoffe zu binden, sie schützt darüber hinaus die Darmschleimhaut, wodurch Giftstoffe weniger leicht aufgenommen werden können.

Bei stärkeren Durchfällen kleinerer Kinder sind zum Ausgleich der Mineralienverluste Glukose-Elektrolytlösungen aus der Apotheke sinnvoll. Bei Brechneigung sollte die Flüssigkeit teelöffelweise gegeben werden.

Hat das Kind zu dem Durchfall **zusätzlich Erbrechen**, sollte es eiskalte Getränke erhalten. Geben Sie ihm alle 2 Minuten 1 Teelöffel, z. B. Cola (Kohlensäure herausschlagen), Tee-Cola-Mischung (siehe Seite 240), verdünnten Blaubeersaft (Reformhaus) oder Fliederbeersaft. Bei alleinigem Durchfall sollte auf Cola verzichtet werden, da das in ihr enthaltene Koffein die Darmtätigkeit eher anregt statt zu stopfen.

→ **2. und 3. Tag: Aufbautage**
Zu meiden sind schwerverdauliche oder treibende Lebensmittel wie Milch, Fett, Eier, Zucker, Eis, Kohl, Hülsenfrüchte, Kakao, Säfte.

Als Aufbaukost geeignet:
leichtverdauliche Lebensmittel, wie z. B.:
→ Zwieback, Toast, Knäckebrot, Salzstangen
→ Wasserschleimsuppen, gekocht aus Haferflocken, Reis- oder Reisflocken, Gersten- oder Weizengrieß, ausreichend gesalzen oder mit Zusatz von Gemüsebrühe oder etwas Traubenzucker.
→ Kartoffelbrei (gekocht mit Wasser oder Gemüsebrühe), läßt sich ergänzen mit geriebenen Karotten (mitgegart), geriebenen Äpfeln, passierten Erdbeeren, Heidelbeeren oder Himbeeren
→ Gemüsebrei mit Reis, Grieß, Nudeln
→ geriebener Apfel mit zerdrückter Banane
→ Gemüsebrühe mit geraspelten Möhren und Nudeleinlage
→ getrocknete Heidelbeeren (aus der Apotheke) löffelweise gegessen wirken stopfend.

Aufbaukost nach schwereren Durchfällen
→ 2 Tage Apfeldiät:
Das in Äpfeln enthaltene Pektin soll das Wachstum von Krankheitserregern im Darm behindern und deren Abbauprodukte sowie im Darm entstandene Gifte binden.

So wird's gemacht:

Reiben Sie jeweils 1 bis 2 Äpfel auf einer Glasreibe, und geben Sie diese Ihrem Kind mit Zitronensaft beträufelt. Über den Tag verteilt kann es je nach Appetit etwa 5 solcher Portionen essen.

→ **Oder 2 Tage Möhrensuppendiät (siehe Seite 241)**
Verteilen Sie die gekochte Möhrensuppe auf mehrere kleine Mahlzeiten.

→ **Ab dem 4. Tag: einige Tage leichte Schonkost (siehe Seite 95)**
Dauern die Durchfälle länger an, müssen die Aufbautage zeitlich angepaßt werden, und es wird allmählich auf Schonkost umgestellt. Fetthaltige Lebensmittel wie z. B. Milch sollten behutsam, ggf. zuerst verdünnt, eingeführt werden.

Verstopfung

Von Verstopfung spricht man, wenn der Stuhl hart ist und Beschwerden bereitet. Hat ein Kind allerdings nicht oft Stuhlgang, so ist das allein noch kein Anzeichen für eine Verstopfung. Denn wie häufig oder regelmäßig Kinder ihre Sitzungen auf der Toilette abhalten, ist individuell sehr verschieden: von 2mal täglich bis zu 3mal pro Woche gelten als normal.

Verstopfung kann mehrere Gründe haben, *meistens liegt es allerdings an einer falschen Ernährung.* Der Darm wird träge, wenn er nur Nahrungsmittel angeboten bekommt, die er kaum noch verarbeiten muß. Das ist der Fall bei einer Ernährung mit zuviel Zucker und Weißmehlprodukten und zuwenig Obst, Gemüse und Vollkornprodukten; auch zuviel Schokolade und Kakao oder eine einseitige Ernährung mit zuviel Milch können zu einer Verstopfung führen.

Kinder, die deutlich zuwenig trinken, klagen ebenfalls häufig über einen zu harten Stuhl. Der Körper holt sich, um sich vor dem Austrocknen zu schützen, das fehlende Wasser aus dem Darm. Der Stuhl bleibt hart und trocken zurück.

Gar nicht so selten hat eine Verstopfung psychische Ursachen. Viele kennen es: An einem fremden Örtchen oder im Urlaub klappt es nicht wie in der gewohnten Umgebung. Der Grund dafür: Der Darm wird stark mit Nerven versorgt. Psychische Belastungen, z. B. auch Schulstreß, können sich so auf die Verdauung auswirken.

Andere mögliche Ursachen für Verstopfung können Bewegungsmangel oder das häufige Zurückhalten des Stuhlgangs sein, beispielsweise wenn Kinder sich vor der Schultoilette ekeln oder Angst haben, sie könnten in der Zwischenzeit etwas verpassen.

So können Sie helfen, damit es bei Ihrem Kind auf der Toilette klappt:

➔ Gewöhnen Sie es schrittweise an eine ballaststoffreiche Ernährung mit viel Vollkornprodukten, Obst, Gemüse und Kartoffeln. Gehen Sie bei der Umstellung jedoch langsam und behutsam vor, denn der Darm muß sich an die Mehrarbeit erst gewöhnen.

➔ Tauschen Sie Weißbrot möglichst durch Vollkorn-, Leinsamen- oder Grahambrot aus.

➔ Servieren Sie zum Frühstück häufiger Frischkornbreie und Müsli zusammen mit Milchprodukten, frischem Obst und Nüssen.

➔ Bauen Sie besonders ballaststoffreiche Gemüsesorten wie Zuckermais, Kohlsorten und Hülsenfrüchte in den Speiseplan Ihres Kindes ein. Dünsten Sie Gemüse nur kurz, und bieten Sie möglichst häufig Rohkostsalate an.

➔ Geben Sie Ihrem Kind anstelle von Cremespeisen und Pudding lieber frisches Obst, Trockenobst oder Müsli mit Joghurt als Nachspeise.

➔ Tauschen Sie süße Limonaden durch Saftschorlen oder verdünnte Gemüsesäfte sowie durch Mineralwasser aus. Da Milchsäure und Milchzucker leicht abführend wirken, sind Butter- und Sauermilch sowie Sauerkrautsaft ebenfalls zur Unterstützung der Verdauung geeignet.

→ Achten Sie auf eine ausreichende Flüssigkeitszufuhr – je nach Alter des Kindes 800 bis 1000 Milliliter täglich.

→ Geben Sie Ihrem Kind lieber 5 kleinere als 3 große Mahlzeiten.

→ Darüber hinaus können Sie Ihrem Kind vor dem Frühstück 1 Eßlöffel Milchzucker zusammen mit 1 Glas Wasser geben, oder $\frac{1}{2}$–1 Teelöffel Weizenkleie oder 2 Teelöffel am Vorabend eingeweichte ganze Leinsamen morgens ins Müsli oder in den Joghurt rühren. Weizenkleie, Leinsamen und Agar-Agar quellen bei ausreichender Flüssigkeitszufuhr im Darm und wirken dadurch verdauungsfördernd. Wichtig ist, daß zusätzlich ausreichend getrunken wird, sonst bewirken Sie das Gegenteil (bei 1 Eßlöffel Kleie 150 ml Flüssigkeit zusätzlich).

→ Sorgen Sie dafür, daß Ihr Kind sich ausreichend bewegt, also statt stundenlangem Sitzen vor dem Fernseher oder Computer mehr Spiel und Sport draußen.

→ Halten Sie es zu einer regelmäßigen Stuhlentleerung an.

Achtung: Hände weg von Abführmitteln! Sie entziehen dem Körper wichtige Mineralien, was zu Stoffwechselstörungen und Müdigkeit führen kann. Vor allem wird der Darm durch Abführmittel immer träger und braucht mit der Zeit immer höhere Dosen.

Allergien

Die Zahl der allergiekranken Kinder ist in den letzten 20 Jahren rapide gestiegen. Heute werden etwa 10 bis 20 Prozent der Kinder und Jugendlichen von Allergien geplagt. Mitverantwortlich gemacht wird hierfür die vermehrte Umweltbelastung. Einerseits werden die Schleimhäute geschädigt, was wiederum eine vermehrte Allergenaufnahme zur Folge hat. Andererseits kommt es bei den Pflanzen zu einer gesteigerten Bildung der allergieauslösenden Stoffe (sog. Streßproteine) und zu einer Schädigung der Pollen.

Zudem muß der kindliche Organismus sich täglich mit einer Flut an Reizstoffen, z. B. aus Textilien, Waschmitteln und der Luft, auseinandersetzen. Das Nahrungsangebot wird immer vielfältiger, von exotischen Früchten bis hin zu Fertiggerichten, versetzt mit verschiedenen Zusatzstoffen. Klar, daß der kindliche Organismus hierauf irgendwann gereizt reagiert.

Wie kommt es zur Allergie?

Das Immunsystem hat die Aufgabe, den Organismus vor körperfremden Substanzen (Antigenen), vor allen Dingen vor artfremdem Eiweiß, zu schützen, indem es spezielle Proteine, die Antikörper (Immunglobuline), bildet. Antigene und Antikörper reagieren miteinander und setzen wiederum weitere Abwehrmaßnahmen, wie z. B. die Freisetzung der Gewebshormone Histamin und Serotonin, in Gang.

Bei einer Allergie kommt es bei wiederholtem Kontakt mit dem Allergen, das normalerweise völlig harmlos ist, zu übertriebenen Abwehrmechanismen des Körpers, was zu den verschiedenen Symptomen wie Hautausschlag, Asthma, Heuschnupfen oder Durchfall und Erbrechen führen kann.

Pseudo(Schein-)allergien

Von den Allergien sind die Pseudoallergien abzugrenzen. Sie erzeugen zwar die gleichen Symptome wie eine echte Allergie, diese kommen jedoch ohne Beteiligung des Immunsystems zustande. Sie sind daher nicht durch allergologische Tests zu erfassen.

Pseudoallergien können einerseits durch Nahrungszusatzstoffe wie Konservierungsstoffe, Farbstoffe, Antioxidantien und Emulgatoren ausgelöst werden. Andererseits können aber auch die in den Lebensmitteln natürlich enthaltenen Stoffe, wie **biogene Amine** (z. B. in Fisch, Schokolade, Banane, Tomate, Erdbeere, Käse u. a.) oder **Salicylsäure** (z. B. in Steinfrüchten, Mandeln, Beerenfrüchten, Trauben, Zitrusfrüchten, Bananen u. a.) pseudoallergische Reaktionen hervorrufen. Im Vergleich zu Nahrungsmittelallergien spielen pseudoallergische Reaktionen im Kindesalter jedoch eher eine untergeordnete Rolle.

Nahrungsmittelallergie

Die Bereitschaft, auf bestimmte Stoffe zu reagieren, wird vererbt. Allergische Reaktionen werden neben Pollen, Tierhaaren und Hausstaub hauptsächlich durch Nahrungsbestandteile ausgelöst. Die häufigste Nahrungsmittelallergie bei Säuglingen und Kleinkindern ist die Kuhmilchallergie, die bei etwa fünf Prozent aller Kinder im ersten Lebensjahr auftritt. Bei 60 bis 80 Prozent dieser Kinder verliert sich die Überempfindlichkeit nach ein bis drei Jahren, spätestens nach sechs Jahren. Neben der Kuhmilch gelten besonders Hühnereiweiß, Erdnüsse, Fisch, Weizen und Soja als häufige Allergieauslöser.

Bei Jugendlichen und Erwachsenen ist die Allergie gegen pflanzliche Lebensmittel die häufigste Form der Nahrungsmittelallergie. In 80 bis 90 Prozent der Fälle besteht gleichzeitig eine Pollenallergie, die auf Kreuzaktivitäten zurückzuführen ist: Die Allergenkerne der Pollen und bestimmter Pflanzen weisen chemische Gemeinsamkeiten (botanische Verwandtschaft) auf, so daß sie mit den gleichen Antikörpern der Erkrankten reagieren können (Kreuzallergie).

Tabelle 12: Häufige Kombinationen von Pollen- und Nahrungsmittelallergien

Pollenallergie	Nahrungsmittelallergie
Haselstrauch	Stein- und Kernobstfrüchte
Birke	Nüsse, Möhren, Sellerie
Erle	Kiwi, Maracuja, Mango u. a.
Gräser- und Getreidepollen	Getreide (besonders roh), z. B. Müsli, Vollkorn- und Vielkornbrot, Hülsenfrüchte, z. B. Erbsen, Bohnen, Linsen
Kräuter und Blumen	Kräuter und Gewürze Sellerie u. a.

Quelle: Thiel, C.: Unser Kind ist allergisch, Arbeitskreis Allergiekrankes Kind (Hrsg.), Ravensburger 1989

Gibt es eine spezielle Diät für Allergiker?

Nein. Von speziellen Diäten (z. B. Neurodermitis-Diät), bei denen von vornherein bestimmte Lebensmittel weggelassen werden, ist grundsätzlich abzuraten. Sie sind häufig sehr einseitig und berücksichtigen nicht die individuellen Bedürfnisse des Erkrankten; jeder Allergie-Kranke reagiert unterschiedlich auf bestimmte Lebensmittel.

Bei einer bestehenden Allergie sollte deshalb vorrangig geklärt werden, auf welche Nahrungsmittelbestandteile das Kind allergisch reagiert. Dieses ist nicht immer unproblematisch, da die Unverträglichkeiten häufig sehr komplex sind und nicht nur auf ein einziges Nahrungsmittel, wie z. B. bei der Kuhmilchallergie, zurückzuführen sind. Die Suche nach dem oder den «Übeltätern» kann in Form von Haut- oder Bluttests durch einen Allergologen oder mittels spezieller «Eliminationsdiäten» vorgenommen werden. Hierbei werden bestimmte Lebensmittelgruppen in zeitlichen Abständen aus der Ernährung weggelassen, um festzustellen, ob sich die Symptome bessern. In der betreffenden Lebensmittelgruppe kann dann weitergesucht werden.

Nahrungsmittel, auf die das Kind allergisch reagiert, sollten grundsätzlich gemieden werden. Solange das Kind vorrangig zu Hause ißt und alle Speisen selbst zubereitet werden, kann die Nahrungsauswahl kontrolliert vorgenommen werden. Schwieriger wird es, wenn auf Fertigprodukte zurückgegriffen wird. Zwar gibt die Zutatenliste gewisse Hinweise über die verwendeten Zutaten, bestimmte Ausnahmeregelungen in der Deklarationspflicht ermöglichen dem Hersteller jedoch, einige Zutaten nicht angeben zu müssen, z. B.:

- wenn die Lebensmittel offen und unverpackt sind,
- wenn eine zusammengesetzte Zutat in einem Anteil von weniger als 25 Prozent in dem fertigen Produkt enthalten ist (z. B. Schokolade in einem Kuchen, Nudeln in einer Suppe etc.),
- wenn Aromen, Enzyme und Mikroorganismenkulturen verwendet werden, die in dem Endprodukt keine technologische Wirkung mehr haben (z. B. Schimmelpilzenzyme bei der Klärung von Fruchtsäften),
- wenn in Schokolade- und Schokoladenerzeugnissen Lebensmittel mit einem Gewichtsanteil unter 5 Prozent enthalten sind. Demnach können in der Schokolade Nüsse, Eigelb, Hühnereiweiß, Sojamehl u. a. bis zu einem Gewichtsanteil von 5 Prozent enthalten sein, ohne daß dieses aus der Zutatenliste erkennbar ist.

Bei der Ernährung von Allergikern oder allergisch veranlagten Kindern sollte folgendes beachtet werden:

→ Möglichst wenig Fertigprodukte verwenden.
→ Das Nahrungsangebot sollte überschaubar sein.
→ Produkte, die Farb- und Konservierungsstoffe enthalten, meiden.
→ Exotische Früchte und Zitrusfrüchte sind oft extrem behandelt, besser auf heimische Früchte zurückgreifen.
→ Möglichst auf Schweinefleisch (hoher Histamingehalt) verzichten.

→ Nüsse (besonders Erdnüsse) und Samen mit Vorsicht genießen.
→ Möglichst naturbelassene Produkte und Lebensmittel aus kontrolliertem biologischem Anbau den Vorzug geben.

Kuhmilchallergie

Eine Kuhmilchallergie ist eine Überempfindlichkeit gegen bestimmte in der Kuhmilch vorkommende Eiweiße. Das Milcheiweiß besteht aus unterschiedlichen antigenen Bestandteilen: Kasein, alpha-Lactalbomin und beta-Lactoglobulin. Die Allergie kann gegen nur ein einzelnes oder gegen alle Kuhmilch-Antigene bestehen. Bei einer Kasein-Allergie werden neben Milch auch Milchprodukte wie Joghurt, Kefir, Dickmilch und Käse nicht vertragen. Kasein wird durch Hitze oder Säure nicht zerstört. Liegt jedoch eine Allergie gegen die übrigen Proteinbestandteile der Milch vor, die durch Hitze und Säure zerstört werden, ist es möglich, daß erhitzte Milchprodukte, Butter und Käse vertragen werden. Bei bestehender Allergie gegen beta-Lactoglobulin kann gleichzeitig eine Kreuzallergie zu Rind- oder Kalbfleisch bestehen.

Wurde bei Ihrem Kind eine Kuhmilch(Kasein-)allergie zweifelsfrei nachgewiesen, muß unter Aufsicht eines Arztes eine **kuhmilchfreie Diät** durchgeführt werden: Sämtliche Milch- und Milchprodukte oder Produkte, die Milch oder Milchbestandteile enthalten, müssen strikt gemieden werden.

→ keine **Milchprodukte** – wie Joghurt, Dickmilch, Quark, Quarkspeisen, Käse, Hüttenkäse, Frischkäse, Schmelzkäse, Sahne, Crème fraîche / Schmand;
→ keine **Produkte, die Milch enthalten können** – wie Margarine, Zwieback, Kleingebäck (Kekse und Waffeln), Knäckebrot, Kuchen, diverse Brotsorten (z. B. Weißbrot, Stuten), diverse Brötchen (z. B. Rosinenbrötchen), diverse Wurstsorten (z. B. Bockwürstchen, Mortadella etc.);
→ keine **Fertigprodukte** – wie Kakao, Pudding, Milchreis, Eiscreme, Nougatcreme und Schokolade.

Beim Kauf von Fertigprodukten, Konserven oder Tiefkühlkost muß die Zutatenliste genau auf nachfolgende Begriffe kontrolliert werden:

Milch	Molke	Rahm
Milcheiweiß	Molkenpulver	Butter
Magermilchpulver	Lakto-	Margarine
Kasein	Sahne	Käse

Bei unverpackten Lebensmitteln, wie z. B. Brot oder Wurst, müssen Sie beim Bäcker oder Metzger nachfragen, ob dem Lebensmittel Milch zugesetzt wurde. Im Zweifelsfall sollten Sie auf Lebensmittel mit unklarer Zusammensetzung lieber verzichten.

Ersatz für Kuhmilch

Kuhmilch ist der Hauptlieferant für Kalzium, das hauptsächlich zum Aufbau des Knochengerüstes benötigt wird. Wenn Ihr Kind kuhmilchfrei ernährt werden muß, muß die Kalziumversorgung durch andere Lebensmittel sichergestellt werden.

Als Ersatz für die Kuhmilch kommen als gleichwertiger Kalziumlieferant nur die für Säuglinge geeigneten Spezialnahrungen auf Proteinbasis (Hydrolysatnahrung) oder Sojabasis in Frage. Bei den Gerichten, die üblicherweise mit Milch hergestellt werden, wird der Milchanteil durch Milchersatznahrung ausgeglichen. Sojamilch und Mandelmilch, die üblicherweise bei alternativen Ernährungsformen als Kuhmilchersatz eingesetzt werden, können die Milch nicht gleichwertig ersetzen. Wenn die Hydrolysatnahrung jedoch geschmacklich abgelehnt wird, können sie eine Alternative darstellen.

Da die Hydrolysatnahrungen im Durchschnitt nur die Hälfte des Kalziumgehaltes der Kuhmilch haben, sollten Sie darauf achten, daß Ihr Kind zusätzlich kalziumreiche Lebensmittel erhält (siehe Tabelle «Kalziumreiche Lebensmittel», Seite 80). Gegebenenfalls können Kalziumtabletten sinnvoll sein; das sollten Sie aber unbedingt mit dem Kinderarzt besprechen.

Da die Kuhmilchallergie bei älteren Kindern in der Regel immer mehr in den Hintergrund gerät und häufig ganz verschwindet, sollte nach einem gewissen Zeitraum immer wieder getestet werden, ob die Allergie noch besteht. Hierfür werden erst einige Tropfen Milch auf die Haut und Lippe gegeben. Zeigt sich keine Reaktion, können der Nahrung wenige Tropfen Milch zugesetzt werden. Nach und nach können Sie dann langsam die Menge erhöhen.

Allergie gegen Hühnereier

Liegt bei Ihrem Kind eine Allergie gegen Hühnereier vor, so müssen Eier von seinem Speiseplan gestrichen werden. Da Eier für eine ausgewogene Ernährung von Kindern nicht unbedingt erforderlich sind, bereitet das keine großen Probleme. Vielmehr besteht die eigentliche Schwierigkeit darin, das versteckte Hühnereiprotein in den verschiedenen Fertigprodukten ausfindig zu machen.

Ob Hühnereier verwendet wurden, können Sie häufig der Zutatenliste entnehmen. Detektivischen Spürsinn erfordert es jedoch, den kleinsten Spuren von Hühnereibestandteilen, die in Lebensmitteln eingesetzt werden, um bestimmte technologische Wirkungen zu erzielen, auf die Spur zu kommen. So werden beispielsweise zum Klären von Brühen, zur Erhöhung des Gesamteiweißgehaltes von Wurstwaren, zum Binden von Backpulver, ja sogar in Süßigkeiten wie Bonbons und Gummibärchen Hühnereibestandteile eingesetzt.

Lecithine aus Eigelb und auch aus Soja oder anderen Ölsamen werden als Emulgatoren in Lebensmitteln, z. B. bei Mayonnaisen oder bei der Margarineherstellung, verwendet. Anhand der Zutatenliste ist jedoch meistens nicht zu erkennen, um welches Lecithin es sich handelt. Wurde Lecithin verwendet, so wird es in der Zutatenliste aufgeführt direkt als Lecithin, als Emulgator oder E 322. Werden in der Zutatenliste Stabilisatoren genannt, so können damit neben Gelier- und Verdickungsmitteln auch Emulgatoren, also Lecithin, gemeint sein.

Ersatzmöglichkeiten von Hühnerei in selbsthergestellten Speisen:

Zum Backen:
- Ei-Ersatzpulver
- Statt Hühnerei ist auch Natron ($\frac{1}{2}$ Teelöffel auf 100 g Mehl) oder Sojamehl (1 Eßlöffel auf 100 g Mehl) als bindende Substanz verwendbar

Zum Binden von Suppen, Soßen, Bratlingen und Desserts:
- Maisstärke (z. B. Mondamin, Gustin, Maizena)
- Mais-, Buchweizen- oder Sagomehl
- Agar-Agar (aus Meeresalgen)
- Tapiokamehl (aus der Wurzel der südamerikanischen Maniokpflanze)
- Johannisbrotkernmehl (Carob aus den Samen des Johannesbrotbaumes), im Reformhaus als Biobin und in der Apotheke als Nestargel erhältlich
- Gelatine (aus Knochen und Häuten)
- Sojacreme neutral
- Guarkernmehl als Alevita Diät-Bindefix (Guarkernmehl mit Johannisbrotkernmehl) in Drogerien oder im Nahrungsmittelhandel erhältlich

Quelle: «ABC der Ernährung», Arbeitsgemeinschaft Allergiekrankes Kind (Adresse siehe Anhang)

Getreideallergie

Eine Getreideallergie besteht in der Regel gegen das in den Getreidearten Weizen, Roggen, Hafer, Dinkel und Grünkern enthaltene Gluten (Klebereiweiß) oder gegen andere Eiweißbestandteile im Getreide. Die allergieauslösenden Getreidesorten müssen dann vom Speiseplan des Kindes gestrichen werden und durch solche, die kein Gluten enthalten, ausgetauscht werden: Reis, Hirse, Mais, Amaranth und Buchweizen sind glutenfrei.

Getreide findet sich auch in Nahrungsmittelprodukten und ist dort schwer aufzuspüren. Weizenproteine z. B. werden in zahlreichen Nahrungsmitteln eingesetzt, beispielsweise in Fleischwaren, Speiseeis, Dressings, fettreduzierten Erzeugnissen, und sie sind Trägerstoff von Aromen und Gewürzen. Anhand der Zutatenliste ist dieses meist nicht zu ersehen.

Informationen über glutenfreie Nahrungsmittel und Backrezepte erhalten Sie über die Zöliakie-Gesellschaft (siehe Adressenanhang).

Hyperaktivität und Konzentrationsprobleme

Etwa 5 Prozent aller Schulkinder, dabei überwiegend Jungen, sind davon betroffen: Sie fallen auf durch massive Konzentrationsprobleme, starke Impulsivität und Erregbarkeit, nicht situationsgerechte Gefühlsäußerungen, schlechte Gedächtnisleistung, häufig verbunden mit ungewöhnlicher Unruhe und gestörtem Sozialverhalten. Im medizinischen Sprachgebrauch wird dieses Krankheitsbild Aufmerksamkeitsdefizitsyndrom (ADS) genannt. Etwa die Hälfte der betroffenen Kinder zeigen zu den Konzentrationsproblemen zusätzlich eine starke motorische Unruhe und werden hyperaktiv oder hyperkinetisch (ADS + Hyperaktivität) bezeichnet. Aber nicht alle Kinder, die in der Schule Probleme haben und vielleicht deshalb Verhaltensänderungen oder -auffälligkeiten aufweisen, sind hyperaktiv. Ein wichtiges Indiz für das oben beschriebene Krankheitsbild ist daher, daß die Symptome schon vor Schuleintritt bestanden.

Als Ursache werden Funktions- und Durchblutungsstörungen in bestimmten Zentren des Gehirns angenommen. Diese können erblich bedingt oder während der Schwangerschaft oder der Geburt ausgelöst worden sein. Und die Ernährung kann mitverantwortlich für das ADS sein. Eine völlige Ernährungsumstellung kann den betroffenen Kindern unter Umständen helfen.

In diesem Zusammenhang wird häufig eine phosphatarme Ernährung empfohlen. Gemieden werden dabei besonders phosphathaltige Lebensmittel (wie z. B. Milch, Käse, Fleisch und Wurstwaren, Kakao und kakaohaltige Produkte oder Mais) und solche, die phosphathaltige Zusätze enthalten (wie z. B. Backpulver), Getränkezusätze (wie z. B. in Cola und Limonade) oder Schmelzsalze, die zur Herstellung von Schmelzkäse verwendet werden. Gleichzeitig müssen auch Lebensmittel, die Zusatzstoffe wie Farb- und Konservierungsstoffe enthalten, vermieden werden. Diese Diätform ist jedoch sehr umstritten. Einerseits kann sie zu starken Mangelerscheinungen führen. Andererseits konnten bisher die von den Eltern beschriebenen Erfolge nicht wissenschaftlich nachgewiesen werden. Angenommen wird deshalb, daß diese Erfolge weniger durch die phosphatarme Ernährung, sondern eher durch den Verzicht auf zusatzstoffhaltige Lebensmittel verursacht wurden.

Mittlerweile liegen jedoch wissenschaftlich belegbare Ergebnisse vor, daß bei einem Großteil der betroffenen Kinder mit der Durchführung einer **oligoantigenen Diät** Erfolge erzielt werden können. Mittels dieser Such-Diät versucht man herauszufinden, ob Nahrungsmittelunverträglichkeiten, die auf das Verhalten des Kindes wirken, vorliegen. Dafür erhält das Kind zunächst drei bis vier Wochen eine sehr beschränkte Lebensmittelauswahl, wobei auf Milch, Eier, Fisch und bestimmte Getreidesorten völlig verzichtet wird, gleichzeitig werden Vitamin- und Mineralstoffpräparate gegeben. Im Anschluß werden die entzogenen Nahrungsmittel einzeln im Abstand von mehreren Tagen Zug um Zug der Diät wieder zugesetzt. Wie sich herausstellte, sind es neben chemischen Nahrungsmittelzusätzen am häufigsten Kuhmilch, Schokolade, Getreide, Ei, Zitrusfrüchte und Tomaten, die zu Verhaltens- und Konzentrationsproblemen führen. Wenn die provozierenden Lebensmittel oder Substanzen gemieden werden, verändert sich das Verhalten der Kinder deutlich. Die Durchführung dieser aufwendigen und sozial einschneidenden Diät erfordert in hohem Maße die Bereitschaft der Eltern, des Kindes und des behandelnden Arztes. (Kontaktstelle siehe Professor Egger im Anhang, Seite 250). Weniger aufwendig und für das betroffene Kind auch eher zumutbar ist die Durchführung einer Eliminationsdiät. Hierbei werden bestimmte Nahrungsmittel wie z. B. Zucker, Schokolade oder Milch, die als Auslöser von Störungen vermutet oder beobachtet werden, aus der Ernährung weggelassen.

Zusätzlich zu der Ernährungsumstellung sind – je nach Ausprägung des Krankheitsbildes – häufig eine Bewegungstherapie (Ergotherapie), ein spezielles Konzentrationstraining sowie eine Verhaltenstherapie zusammen mit den Eltern und gegebenenfalls eine medikamentöse Behandlung mit Ritalin erforderlich. Eltern, deren Kinder an den Symptomen des ADS leiden, sollten sich zunächst an einen mit dem Problem vertrauten Kinderarzt wenden. Adressen von Ärzten und der nächsten Selbsthilfegruppe sowie weitere Informationen erhalten Sie über den Arbeitskreis Überaktives Kind (siehe Anhang, Seite 250).

Anders einkaufen

Wer sich entschieden hat, für seine Familie ökologische Lebensmittel zu kaufen, weiß auch, warum: Während die konventionelle Landwirtschaft sich vorwiegend an ökonomischen Zielen orientiert, ist beim ökologischen Landbau eine ganzheitliche Betrachtung zwischen Boden, Pflanze, Tier und Mensch oberstes Prinzip. Die Fruchtbarkeit des Bodens soll durch organische Düngung und vielfältige Fruchtfolgen gefördert werden. Die Tierhaltung ist artgerecht, und der Einsatz von Hormonen, Wachstumsstoffen etc. ist verboten. Außerdem wird von den Verbänden, die der Arbeitsgemeinschaft des ökologischen Landbaus (AGÖL) angehören, die Gentechnik konsequent abgelehnt. Die Mitglieder des jeweiligen Verbandes sind zudem verpflichtet, ihre Produkte regelmäßig kontrollieren zu lassen.

Der ökologische Landbau unterscheidet sich damit deutlich vom sogenannten integrierten Landbau, der nach wie vor – wenn auch reduziert – Agrochemikalien verwendet sowie auf die Gentechnik setzt.

Es gibt verschiedene Möglichkeiten, Bioware zu bekommen. Die eine ist der Einkauf in Bio-Läden, Reformhäusern und zunehmend auch in Supermärkten. Wenn Sie sicher sein wollen, auch wirklich ökologische Produkte einzukaufen, können Sie sich an den unten aufgeführten Warenzeichen der anerkannten Verbände des ökologischen Landbaus orientieren, denn nicht alles, was den Beinamen «Bio» trägt, stammt aus kontrolliertem Anbau.

Damit wahrhaft ökologisch erzeugte Produkte von den Verbrauchern besser erkannt werden können, haben sich die AGÖL und die CMA Centrale Marketing Gesellschaft auf ein bundesein-

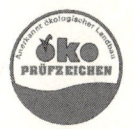

heitliches Ökoprüfzeichen geeinigt, das ab Herbst 1999 auf allen Ökoprodukten zu finden sein wird. Es ist in Grün, Rot und Weiß gehalten. Die Logos der einzelnen Verbände wie z. B. Bioland oder Demeter können als Zweitinformation vorläufig auf den Verpackungen verbleiben.

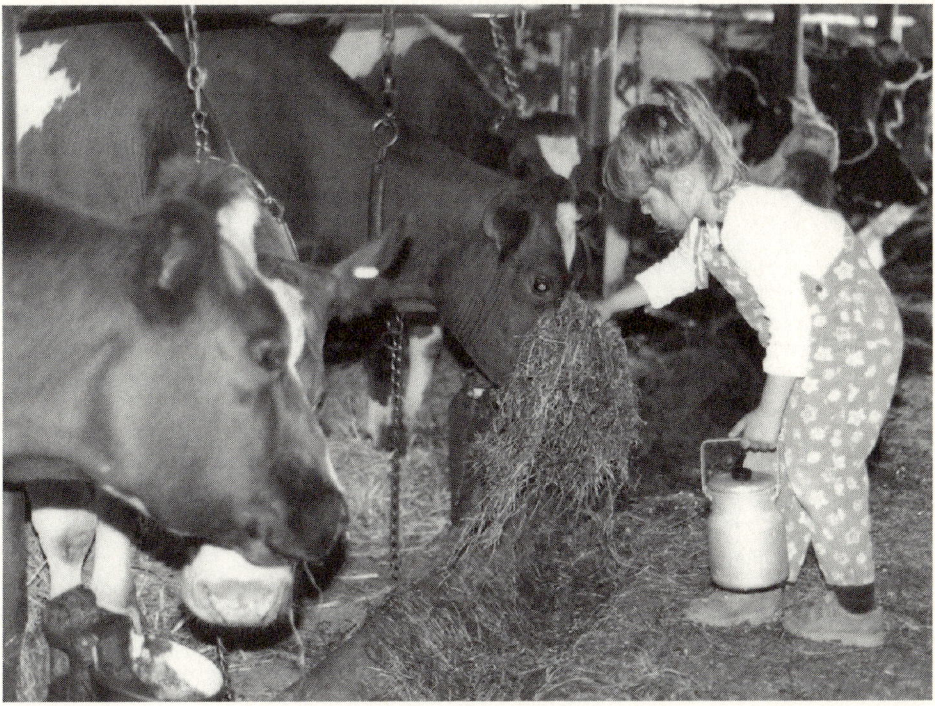

Wenn Sie das Öko-Prüfzeichen auf der Packung sehen, können Sie sicher sein, daß die landwirtschaftliche Erzeugung und die Verarbeitung gewissenhafter Kontrolle unterliegen.

Zusätzlich muß jedes pflanzliche Ökoprodukt (seit dem 1. Januar 1997) die Kennnummer der zuständigen Ökokontrollstelle tragen. Sie sieht in Deutschland so aus: DE-000-Öko-Kontrollstelle.

Weitere Informationen über die Anbauweise erhalten Sie direkt von den einzelnen Verbänden oder von der AGÖL.

Tabelle 13: Anerkannte Verbände der ökologischen Landwirtschaft in Deutschland (Stand 01. 01. 1998)

	biologisch-dynamisch	ANOG	organisch-biologisch	Biokreis Ostbayern
Gründungs-jahr	1924	1962	1971	1979
Warenname und Schutz-zeichen				
Anbaufläche	47 592	3454	109 475	3065
Zahl der Betriebe	1317	93	3218	182
Zeitschrift	«Lebendige Erde» mit «Gartenrund-brief», «Demeter-blätter»	«ANOG-Informationen»	«bio-land»	«Bio-Nach-richten»
Adresse	Demeter – Bund e. V., Brandschneise 2 D-64295 Darmstadt, Tel. 0 61 55- 84 69-0, Fax 0 61 55- 84 69-11	ANOG-AG für naturnahen Obst-, Gemüse- und Feldfrucht-anbau e. V., Pützchens Chaussee 60, D-53227 Bonn, Tel. 02 28- 4 61 62, Fax 02 28- 4 61 58	Bioland – Verband für organisch-biologischen Landbau e. V., Postfach 349, D-73003 Göppingen, Tel. 0 71 61- 9 101 20, Fax 0 71 61- 9 101 27	Biokreis Ostbayern e. V., Heiliggeist – Ecke Hennengasse, D-94032 Passau, Tel. 08 51- 3 23 33, Fax 08 51- 3 23 32

Die in der Tabelle genannten Verbände haben sich in der 1988 gegründeten AGÖL zusammengeschlossen (Brandschneise 1, D-64295 Darmstadt, Telefon 06155-2081, Fax 06155-2083). Die 6793 Höfe der AGÖL-Mitglieder bewirtschaften zusammen 351062 ha nach den Richtlinien des ökologischen Landbaus (SÖL-Sonderausgabe Nr. 17).

Naturland	Ökosiegel	Gäa	Biopark	BÖW
1982	1988	1989	1991	1985
47178	1079	31072	107251	896
1023	21	271	468	200
«Naturland-Magazin»		«Gäa-Journal»	«Biopark-Info»	Mitteilungen in «Ökologie & Landbau»
Naturland – Verband für naturgemäßen Landbau e. V., Kleinhaderner Weg 1, D-82166 Gräfelfing, Tel. 089-8545071, Fax 089-855974	Ökosiegel e. V., Barner Ring 1, D-29581 Gerdau-Barnsen, Tel. 05808-1834, Fax 05808-1834	Gäa e. V. – Vereinigung Ökologischer Landbau, Am Bentlerpark 2, D-01217 Dresden, Tel. 0351-4012389, Fax 0351-4012389	Biopark, Zarchliner Str. 1, D-19395 Karow, Tel. 038738-70309, Fax 038738-70024	Bundesverband Ökologischer Weinbau e. V. (BÖW), Zuckerberg 19, D-55276 Oppenheim, Tel. 06133-1640, Fax 06133-1609

Eine andere Möglichkeit, und wohl auch die günstigste, an Bio-Ware zu kommen, ist der Weg über die sog. Direktvermarktung. Dazu zählt der Ab-Hof-Einkauf direkt bei Bio-Bauern, auf Wochenmärkten oder bei Selbstpflückaktionen. Fragen Sie nach, ob ein Vertrag mit einem der Verbände des ökologischen Landbaus besteht.

Einige Bio-Bauern bieten im Rahmen eines «Gemüseabos» an, die Frischware, meist Obst und Gemüse, direkt ins Haus zu liefern. Der Kunde verpflichtet sich, über einen längeren Zeitraum eine Kiste, die vom Bauern selbst bestückt wird, einmal wöchentlich zu einem Festpreis abzunehmen.

Auch als Mitglied einer Food-Coop haben Sie die Möglichkeit, günstiger an ökologische Lebensmittel zu kommen. Diese werden von einigen Mitgliedern eingekauft und meist in speziellen Läden den anderen Mitgliedern zum Einkaufspreis angeboten; allerdings muß dafür ein monatlicher Beitrag entrichtet werden. Wenn Sie wissen wollen, wo die nächste Einkaufs-Coop in Ihrer Nähe ist oder Sie Informationen zur Gründung einer eigenen benötigen, können Sie sich an die Bundesarbeitsgemeinschaft der Lebensmittelkooperativen wenden, die auch Gründungsinfos verschickt (siehe Adressenanhang).

Ausführliche Informationen über direktvermarktende Bio-Höfe, Bio-Metzgereien und Gemüse-Abonnement-Lieferanten im gesamten Bundesgebiet, geordnet nach Postleitzahlen, finden Sie im Öko-Ratgeber «Einkaufen direkt beim Bio-Bauern», der von der Stiftung Ökologie und Landbau herausgegeben wurde. (Zu beziehen über den normalen Buchhandel, ISBN 3-930720-84-1, Deukalion Verlag, Holm, 24,00 DM.)

Bei der Stiftung Ökologie und Landbau können Sie kostenlos Adreßlisten von regionalen Ökobauern und Bio-Metzgereien sowie kostenpflichtige Broschüren bestellen (Rückporto beilegen).

Außerdem halten Verbraucherberatungsstellen Listen von Direktvermarktern, Bioläden und Bio-Metzgern bereit.

Die Rezepte

Mit Kindern für Kinder kochen

Die Küche ist für Kinder ein Erlebnisraum wie kein anderer. Hier werden alle ihre Sinne angeregt und können vielfältige Erfahrungen gesammelt werden. Bei der Mithilfe in der Küche lernen Kinder die Zubereitung der Mahlzeiten, und ganz nebenbei werden ihre Konzentration und Ausdauer sowie ihre Koordinationsfähigkeit gefördert. Am Ende haben sie dann noch das Erfolgserlebnis, selbst eine appetitliche Speise zubereitet zu haben. Solche Erfolgserlebnisse fördern die Selbständigkeit von Kindern. Sie sind in der Lage, sich selbstbestimmt zu ernähren, und sind in späteren Jahren nicht auf Fertiggerichte angewiesen.

Kleine Kinder helfen gern. Nutzen Sie diese Eigenschaft und lassen Sie Ihre Kinder so früh wie möglich in der Küche mitwirken. Das fordert in der ersten Zeit zwar ein wenig mehr Zeit und Geduld, kann aber bald ein großer Zugewinn für Sie sein.

Schon die ganz Kleinen können eine Reihe von Küchenarbeiten ausführen, wie z. B. das Bereiten einer Quarkspeise, wenn sie nur vernünftig angeleitet werden. Sie selbst kennen Ihr Kind am besten und wissen, was sie ihm schon zutrauen können. Zuerst übernimmt es vielleicht nur kleine Teilbereiche, und nach und nach ist es für eine ganze Speise verantwortlich. Dazu gehört das Schreiben des Einkaufszettels, das Einkaufen, das Zubereiten der Speise und hinterher auch das Aufräumen.

Kinder, die in der Küche helfen, sollten ihre eigene Schürze und gute Werkzeuge erhalten. Dazu gehören auch einigermaßen scharfe Messer, denn allzu stumpfe Messer erzeugen eher Frust, als daß Kinder damit etwas kleinschneiden könnten.

Als meine Kinder noch kleiner waren, habe ich ihnen stets einen kleinen Tisch in der Mitte der Küche zurechtgestellt, an dem sie in Ruhe schneiden konnten, ohne mich selbst bei meinen Tätigkeiten zu stören. Für gemeinsame Tätigkeiten auf der Arbeitsplatte haben sie sich auf einen Fußtritt gestellt.

Hierbei können Kinder mithelfen:

- Speisepläne aufstellen
- Einkaufslisten schreiben
- Teig bereiten, Teig ausrollen
- Nudeln herstellen mit der Nudelmaschine
- Pizza belegen
- Plätzchen ausstechen
- Kräuter selbst ziehen oder ein eigenes Gemüsebeet haben
- Gemüse und Obst schälen und kleinschneiden
- Dekorieren der Speisen
- Tisch decken und abräumen.

Schmackhafte Kinderküche ist keine Zauberei. Aus wenigen Zutaten lassen sich abwechslungsreiche und leckere Gerichte bereiten. Da mit Kindern meistens wenig Zeit für aufwendiges Kochen bleibt, müssen die Rezepte einfach und schnell nachzukochen sein und aus gängigen Zutaten bestehen, die man üblicherweise im Hause hat.

Es kann aber auch Spaß machen, gemeinsam mit den Kindern neue Zutaten und damit unter Umständen ganz andere Geschmacksrichtungen zu entdecken. Also schrecken Sie nicht vor für Sie ungewohnten Lebensmitteln und Rezepten zurück. Trauen Sie sich nach und nach an diese Zutaten heran. Sie werden sehen, daß es zu einer Bereicherung Ihres bisherigen Speiseplans führt. Wer nicht gewohnt war, mit bestimmten Getreidearten oder Vollkornmehl zu backen oder zu kochen, braucht anfangs vielleicht ein wenig mehr Zeit und Aufwand. Aber mit etwas mehr Übung wird sich dieses bald verlieren.

Um bei Kindern gut anzukommen, sind nicht nur die Zutaten

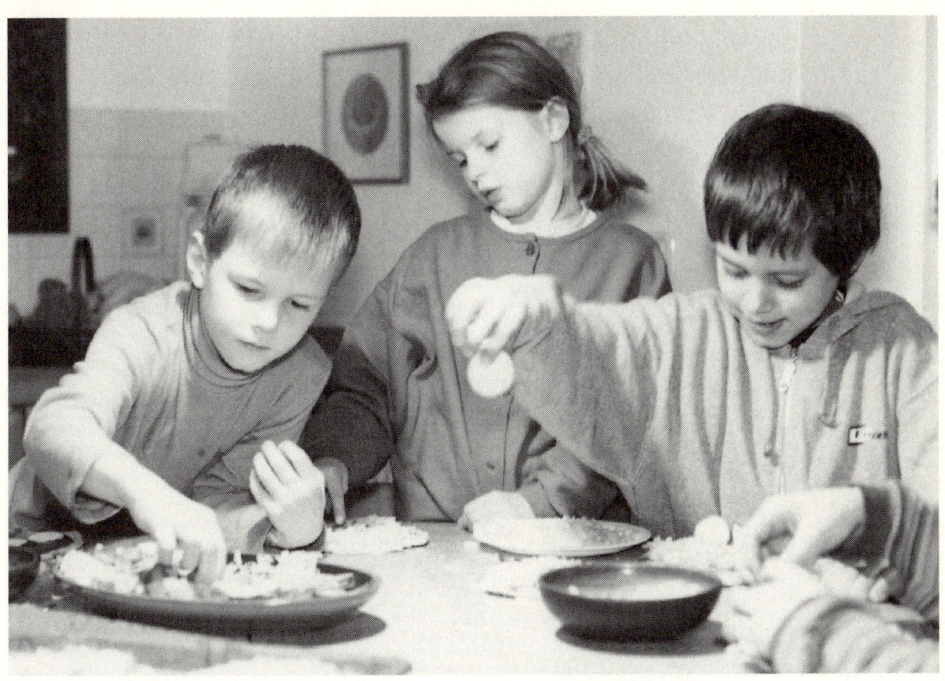

der Gerichte wichtig, sondern auch, wie diese angerichtet werden. Überraschen Sie Ihre Kinder mit witzigen Dekorationen; sie müssen gar nicht aufwendig sein. So lassen sich z. B. aus Kartoffel- püree, Würstchen und Gemüse Figuren formen: Aus dem Püree und dem Gemüse werden Gesichter und aus den in Streifen ge- schnittenen Würstchen Arme und Beine. Lassen Sie Ihrer Phanta- sie freien Lauf, und Sie werden sehen, das Essen wird Ihren Kin- dern um so mehr Spaß bereiten.

Die Portionsangaben bei den Gerichten beziehen sich auf Fami- lienportionen; «4 Portionen» entsprechen hier 2 Erwachsenen und 2 Kindern. Der Appetit ist bekanntlich ja recht unterschied- lich: Sie werden bald herausfinden, ob Sie die angegebenen Men- gen für Ihre Familien übernehmen können oder sie variieren müs- sen.

Und nun: Viel Freude beim gemeinsamen Kochen und Genießen!

Im folgenden Rezeptteil sind die Rezepte, bei denen Kinder besonders gut mithelfen können, speziell gekennzeichnet. Die Symbole sollen eine Hilfe sein, sich schnell zurechtzufinden:

P = für Pummelige

= für den Vorrat

= hier können Kinder gut mithelfen

= geht ganz schnell

M = für Magere

= braucht etwas Zeit

= Resteverwertung

K = fürs Kinderfest

Müslis

Müslis bringen Power für den anstrengenden Kindergarten- oder Schulvormittag. Sie lassen sich abwechslungsreich zubereiten und sind zudem gesund. Wer bei Müsli oder Frischkornbrei an eine unappetitliche braune Masse denkt, die Sie Ihren Kindern nicht unbedingt zum Frühstück vorsetzen wollen, wird überrascht sein: Mit frischem Obst und Milchprodukten läßt sich jeder Frischkornbrei appetitlich anrichten.

Als Grundlage des Müslis eignen sich frisch geschrotetes, eingeweichtes Getreide oder Getreideflocken, einzeln oder als Getreidemischung.

Ergänzungsmöglichkeiten für Müsli:

- Apfel, Banane, Beeren oder anderes Obst (Achtung! Keine Kiwi, da die zusammen mit Milch bitter schmeckt)
- Joghurt, Dickmilch, Kefir, Milch oder Sahne (für dünne Kinder)
- Rosinen, Sonnenblumenkerne, Sesam, Weizenkeime, Leinsamen, Nüsse oder geraspelte Kokosnuß
- eingeweichte, in Stücke geschnittene Trockenfrüchte (für mehr Süße)
- Sanddornsaft (Reformhaus) – der beste natürliche Vitamin-C-Spender. Er sorgt dafür, daß Eisen aus dem Getreide besser verwertet werden kann

P Frischkornmüsli

(Zutaten für 1 Portion) 2 EL Mehrkornschrot
4 EL Wasser (oder Orangensaft)
$1/2$ geriebener Apfel
$1/2$ zerdrückte Banane
1 TL Sanddornsaft
1 TL Sonnenblumenkerne
150 g Joghurt

Getreideschrot über Nacht abgedeckt im Kühlschrank einweichen. Kurz vor dem Verzehr mit den übrigen Zutaten mischen und ggf. mit Honig süßen.

 Tip: Wenn Sie keine Getreidemühle besitzen, lassen Sie die Getreidemischung beim Einkauf grob schroten. Sollte Ihr Kind die breiige Konsistenz ablehnen, überstreuen Sie das fertige Müsli zusätzlich mit kernigen Haferflocken.

Guten-Morgen-Müsli

(Zutaten für 2 Portionen) 1 Banane

1 Apfel

1 Orange

2 EL Rosinen

2 TL Leinsamen

2 EL Weizenkeime

12 EL kernige Haferflocken

200 g Dickmilch

Zimt

1 – 2 TL Honig

100 ml Orangensaft

Das Obst schälen und in kleine Stücke schneiden. Mit den Rosinen, Leinsamen, Weizenkeimen und den Haferflocken mischen.

Die Dickmilch mit den übrigen Zutaten verrühren und über das Müsli geben.

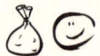 **Knuspermüsli**

(Zutaten für ca. 10 Portionen) 3 Tassen Vollkornflocken
(z. B. Hafer, Weizen oder
Roggen)
$^1/_2$ Tasse gehackte Nüsse
$^1/_2$ Tasse Sesamsamen
$^1/_2$ Tasse Sonnenblumenkerne
$^1/_2$ Tasse Kokosflocken
1 TL Zimt
2 EL Honig
1 Tasse Rosinen

Zutaten bis auf die Rosinen gut mischen und auf ein Backblech verteilen. Bei 120 °C 10 Minuten rösten. Die Rosinen untermengen und weitere 10 Minuten bräunen.

Das abgekühlte Müsli in einem Schraubglas aufbewahren (etwa 14 Tage haltbar).

Puffmüsli

(Zutaten für 8 – 10 Portionen) 100 g Quinoa
(oder 50 g Puffmais)
1 TL Öl
2 EL Carobpulver
100 g kernige Haferflocken
3 EL Weizenkeime
2 EL Sonnenblumenkerne
40 g Kokosflocken

Quinoa mit dem Öl in einen Topf geben und zugedeckt puffen lassen, dabei den Topf leicht rütteln. Sobald das Quinoa anfängt zu bräunen, schnell von der Herdplatte nehmen (es verbrennt sehr leicht).

Mit den übrigen Zutaten mischen und in ein gut verschließbares Vorratsglas füllen.

Dazu passen in Scheiben geschnittene Bananen und Joghurt.

Tip: Quinoa, Carob und Weizenkeime bekommen Sie im Bio-Laden oder gut sortierten Supermarkt.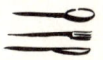

☺ **Knusprige Möhrenflocken**

(Zutaten für 4 Portionen) 50 g kernige Haferflocken
1 EL Butter
2 EL Sonnenblumenkerne
1 EL Honig
1–2 Möhren
1 Apfel
250 g Joghurt
eventuell etwas Milch

Die Haferflocken mit der Butter in eine Pfanne geben und goldbraun rösten.

Sonnenblumenkerne und Honig unterrühren, vorsichtig mitrösten und alles abkühlen lassen.

Möhren und Apfel grob raspeln, mit der Haferflockenmasse vermengen und in eine Schüssel geben. Mit Joghurt und, wer mag, mit Milch übergießen.

Hirse-Müsli mit Früchten

(Zutaten für 4 Portionen) 100 g Hirse

2 EL Rosinen

400 ml Milch

1 Prise Salz

1 TL Honig

1 EL gehackte Nüsse

250 g Naturjoghurt

2 Äpfel

2 Bananen

100 g Erdbeeren

(oder TK-Himbeeren)

2 EL Sonnenblumenkerne

Hirse mit den Rosinen in einem Haarsieb heiß waschen. Zusammen mit Milch, Salz und Honig zum Kochen bringen und ca. 20–25 Minuten ausquellen lassen.

Nüsse und Joghurt unter den Hirsebrei rühren. Äpfel schälen, grob raspeln. Bananen in Scheiben schneiden, Erdbeeren halbieren. Müsli auf einem Teller anrichten und das Obst rundherum verteilen. Mit Sonnenblumenkernen bestreuen.

Brote und Brötchen

Lecker belegte Brote oder Brötchen sind zusammen mit einem Stück Obst oder knackigem Gemüse die ideale Pausenmahlzeit. So ist Ihr Kind am besten gerüstet für die kommenden Schulstunden.

P **Frischkäse-Brot mit Banane**
(Zutaten für 1 Portion) 1 Scheibe Leinsamenbrot
1 EL Frischkäse oder Hüttenkäse
1 EL Cornflakes
$^1/_2$ Banane

Das Brot mit dem Frischkäse bestreichen. Cornflakes zerdrücken und auf den Brotbelag streuen. Banane in Scheiben schneiden und auf dem Brot verteilen.

P **Frühstücksspieße**
(Zutaten für 1 – 2 Spieße) 1 Scheibe Vollkornbrot
1 EL Kräuterfrischkäse
1 Streifen Hartkäse
frisches rohes Gemüse
(z. B. Paprikaschote, Salatgurke,
Radieschen, Möhren, Kohlrabi)

Das Brot mit dem Frischkäse bestreichen und in große Würfel schneiden. Den Käse in Würfel, das Gemüse in Stücke oder in Scheiben schneiden.

Die Brotwürfel abwechselnd mit den Gemüsestückchen auf einen Holzspieß stecken.

Variation: Anstelle des Gemüses Obst nehmen, z. B. Kiwi, Banane, Apfel, Weintrauben, und neutralen Frischkäse (ohne Kräuter).

Gute-Laune-Brötchen

P

(Zutaten für 1 Portion) 1 Vollkornbrötchen
1 TL Butter
2 Salatblätter
1 Tomate, Radieschen oder Salatgurke
1 Scheibe Schnittkäse (z. B. Gouda)

Das Brötchen aufschneiden und mit Butter bestreichen. Jeweils mit einem Salatblatt und Gemüsescheiben belegen. Die Käsescheibe auflegen, und die Hälften zusammenklappen.

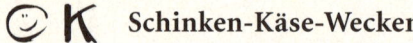 **Schinken-Käse-Wecken**

(Zutaten für 16 Stück) 500 g Weizenvollkornmehl

1 Päckchen Trockenhefe

375 ml lauwarme Milch

1 TL Jodsalz

1 EL Maiskeimöl

100 g gekochter Schinken

100 g geriebener Käse

1 Packung TK-gemischte Kräuter

Das Mehl mit der Trockenhefe mischen. Salz und Öl unterrühren. Die Milch nach und nach zugeben.

Den Schinken würfeln und zusammen mit dem Käse und den Kräutern unter den Teig kneten. Den Teig an einem warmen Platz abgedeckt etwa 30 Minuten gehen lassen.

Den Teig nochmals durchkneten, 16 Brötchen formen und auf ein mit Backpapier belegtes Backblech setzen. Mit Wasser bestreichen und nochmals 15 Minuten gehen lassen.

Bei 200 °C / Gas Stufe 3 20 – 30 Minuten backen.

 Tip: Damit die Brötchen nicht zu trocken werden, eine feuerfeste Schale mit Wasser in den Backofen stellen.

Schnelle Quark-Rosinen-Brötchen

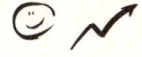

(Zutaten für ca. 16 Stück) 500 g Weizenvollkornmehl
(evtl. zur Hälfte durch Weißmehl
ersetzen)
1 Päckchen Backpulver
500 g Quark (20 %)
2 EL Rosinen
1 TL Zucker
1 knapper TL Salz
etwas Wasser

Das Mehl mit dem Backpulver vermischen und mit den übrigen Zutaten zu einem glatten Teig verarbeiten, dabei soviel Wasser zufügen, daß der Teig nicht mehr so fest ist. Brötchen formen und bei 180–200 °C / Gas Stufe 2–3 ca. 20–30 Minuten backen.

Haselnußbrot

(Zutaten für 1 Kastenform) 750 g Weizenvollkornmehl
1 Päckchen Trockenhefe
$^1/_2$ l warmes Wasser
1 EL Butter
1 TL Zucker
2 TL Jodsalz
120 g ganze Haselnüsse

Das Mehl mit der Hefe gut vermischen. Mit den übrigen Zutaten verrühren und gut durchkneten. Den Teig an einem warmen Ort zugedeckt etwa 30 Minuten gehen lassen. Nochmals durchkneten und in eine gefettete Kastenform geben. Bei 200 °C / Gas Stufe 3 etwa 60–70 Minuten backen.

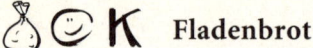 **Fladenbrot**

(Zutaten für 8 – 10 Stück) 400 g Weizenvollkornmehl
1 Päckchen Trockenhefe
1 EL Honig
250 ml warmes Wasser
8 EL Olivenöl
1 TL Jodsalz
Zum Bestreuen
2 TL ungeschälte Sesamsamen

Das Mehl mit der Trockenhefe mischen. Mit den übrigen Zutaten verrühren und gut durchkneten. Zugedeckt an einem warmen Ort etwa 30 Minuten gehen lassen.

Den Teig in 8 – 10 Stücke teilen und jedes nacheinander in etwas Mehl wenden. Zwischen den bemehlten Handflächen jeweils zu einem Teigfladen formen. Die Fladen auf ein mit Backpapier belegtes Blech geben und zugedeckt nochmals 15 Minuten gehen lassen.

Mit einer Backnadel mehrere Löcher in die Fladen stechen und mit Sesam bestreuen.

Die Fladen bei 250 °C / Gas Stufe 5 in 25 – 30 Minuten knusprig braun backen.

 Tip: Die Fladen lassen sich gut einfrieren. Vor dem Verzehr noch einmal kurz aufbacken.

Zimt-Honig-Schnecken

(Zutaten für ca. 14 Stück) *Für den Teig*

700 g Dinkelvollkornmehl
  (oder Weizenvollkornmehl)
1 Päckchen Trockenhefe
250–300 g lauwarme Milch
1 TL Salz
2 EL Zucker
50 g weiche Butter
Für die Füllung
3 EL weiche Butter
3 EL Honig
2 TL Zimt

Mehl mit Trockenhefe gut vermischen. Restliche Teigzutaten hinzufügen und mit einem Handrührgerät auf höchster Stufe zu einem glatten Teig verarbeiten. An einem warmen Ort zugedeckt etwa 40 Minuten gehen lassen.

Nochmals gut durchkneten und zu einem Rechteck (ca. 20 x 30 cm) ausrollen. Zutaten für die Füllung zusammenrühren, auf den Teig streichen und aufrollen. In ca. 2 cm dicke Schnecken schneiden und auf ein gefettetes Backblech geben.

Schnecken nochmals etwa eine halbe Stunde unter einem Tuch gehen lassen.

Bei 200 °C / Gas Stufe 3 etwa 15 Minuten backen.

Tip: Wenn es besonders schnell gehen muß, können Sie auch anstelle des Hefeteiges einen Quark-Öl-Teig (*siehe* Pizzaschnecken Seite 234) verwenden.

Konfitüren und Brotaufstriche

Konfitüren und süße Brotaufstriche stehen bei Schleckermäulern immer hoch im Kurs. Sie lassen sich aus frischen Früchten oder aus Säften schnell und einfach herstellen und können auch leicht von Kindern selbst zubereitet werden. Es gibt so viele leckere Geschmacksrichtungen für Konfitüren, daß eine garantiert auch die Lust Ihres Kindes auf das Frühstücksbrot weckt (z. B. Erdbeer-Rhabarber-Konfitüre, Pflaumen-Zimt-Konfitüre oder Clementinen-Konfitüre).

Wenn Sie süße Früchte haben, nehmen Sie am besten Extra-Gelierzucker, Sie brauchen dann nur die Hälfte der Zuckermenge. Wer bei der Herstellung seiner Konfitüre auf herkömmlichen Zucker verzichten möchte oder muß, kann alternativ zum Gelierzucker Gelatine, Agar-Agar (Reformhaus oder Bioladen) oder Apfelpektin (Unigel oder Konfigel aus dem Reformhaus oder Bioladen) einsetzen und die Marmelade nach Geschmack mit Honig oder Diätzucker süßen.

Für 1 Kilo Früchte braucht man:
• 1 kg Gelierzucker
• oder 500 g Extra-Gelierzucker
• oder 2 TL Agar-Agar
• oder 30 g Unigel

Würzige Aufstriche, wie z. B. der Apfel-Zwiebel-Aufstrich oder der Avocado-Apfel-Aufstrich, sind eine gute Alternative zu Wurst und Käse.

Mango-Kokos-Konfitüre

(Zutaten für 1 Glas, etwa 400 ml) 1 Mango (ca. 450 g)

200 g Gelierzucker

2 – 3 EL Kokosraspel

Die Mango in kleine Stücke schneiden und mit Gelierzucker und Kokosraspeln in einen Topf geben. Etwa 5 Minuten kochen lassen, pürieren und in ein Marmeladenglas füllen.

Apfel-Möhren-Konfitüre mit Mandeln

(Zutaten für 3 Marmeladengläser) 250 g Möhren

250 g Äpfel

200 ml Wasser

40 g gehackte Mandeln

2 TL Agar-Agar

Saft von 1 Orange

etwas Zimt

150 g Honig

Möhren und Äpfel putzen, waschen und raspeln. Zusammen mit dem Wasser und den Mandeln in einen Topf geben und etwas vorgaren lassen. Agar-Agar mit dem Orangensaft, Zimt und dem Honig verrühren und unterrühren. 3 – 5 Minuten sprudelnd durchkochen lassen, zwischendurch mehrmals umrühren. Die Konfitüre in Gläser füllen. Gläser 2 – 3 Tage nicht bewegen, so daß der Geliervorgang in Ruhe beendet werden kann.

M **Aprikosen-Nuß-Aufstrich**

(Zutaten für etwa 200 ml) 100 g getrocknete, ungeschwefelte
Aprikosen
6 EL Orangensaft
2 EL Carob
2 EL weiche Butter
$1/_2$ Teelöffel Zimt
5 EL geriebene Haselnüsse

Die Aprikosen im Orangensaft etwa 2 Stunden einweichen.

Zusammen mit Carob, Butter und Zimt pürieren.

Haselnüsse in einer trockenen Pfanne anrösten und unter die Paste rühren.

Den Aufstrich in ein gut verschließbares Gefäß geben.

Variation: Dieser Aufstrich kann alternativ auch mit Datteln (nicht einweichen) zubereitet werden.

 Tip: Im Kühlschrank hält sich der Aufstrich etwa 4 Wochen.

Apfel-Zwiebel-Aufstrich

(Zutaten für etwa 200 ml) 70 g Butter

2 kleine, säuerliche Äpfel

1 Zwiebel

1 Knoblauchzehe

40 g Sonnenblumenkerne

Saft von $1/_2$ Zitrone

Kräuterjodsalz

Butter im Topf zerlassen.

Äpfel und Zwiebel in Würfel schneiden und zusammen mit dem zerdrückten Knoblauch und den übrigen Zutaten zu der Butter geben. Alles etwa 10 Minuten dünsten, zwischendurch mehrmals umrühren. Anschließend pürieren und in ein gut verschließbares Gefäß geben. Im Kühlschrank aufbewahren.

Avocado-Apfel-Aufstrich

(Zutaten für etwa 200 ml) 1 kleiner Apfel

1 kleine Zwiebel

1 Avocado

1 Knoblauchzehe

Saft von $1/_2$ Zitrone

Salz, Pfeffer

Apfel schälen, Zwiebel pellen und beides in kleine Stücke schneiden. Die Avocado der Länge nach zerteilen und das Fruchtfleisch mit einem Löffel herausschaben. Alle Zutaten pürieren und mit den Gewürzen abschmecken.

Tip: Dieser Aufstrich eignet sich als herzhafter Aufstrich zu Vollkornbrot, paßt aber auch hervorragend als Dip zu rohen Gemüsesticks oder zu Kräckern.

Salate

Frische, knackige Salate sind einfach lecker und passen zu jeder Mahlzeit – ob als Ergänzung zum Mittagessen oder als vollständige Mahlzeit zusammen mit Vollkornbrot abends. Kinder mögen Salate meistens eher, wenn diese mit Obst (z. B. Apfel- oder Apfelsinenstückchen) zubereitet werden.

An gemischte Salate, vor allem an Blattsalate, trauen sich kleinere Kinder meistens nicht heran. Erst nach und nach akzeptieren sie Salate mit mehreren Gemüsesorten.

P ☺ **Fruchtiger Chinakohlsalat**

(Zutaten für 4 Portionen) 200 g Naturjoghurt
2 EL Sonnenblumenöl
2 EL Zitronensaft
1 TL Zucker
Salz, Peffer
400 g Chinakohl
1 Apfel
2 – 3 Mandarinen oder
1 Orange
3 EL gehackte Walnüsse

Aus Joghurt, Öl, Zitronensaft, Zucker, Salz und Pfeffer eine Salatsoße rühren.

Chinakohl halbieren, den Strunk entfernen, waschen und gut abtropfen lassen. Anschließend in dünne Streifen schneiden. Apfel und Mandarinen oder Orange schälen. Anschließend in kleine Stücke schneiden und mit dem Chinakohl und der Salatsoße mischen und abschmecken.

Mit den Walnüssen bestreut servieren.

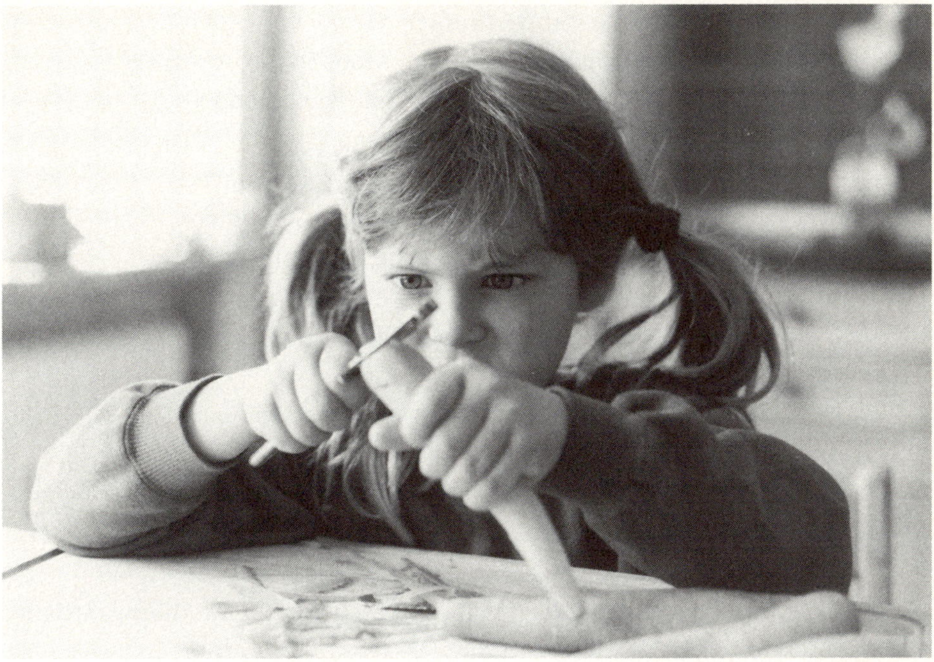

Möhren-Apfel-Frischkost

(Zutaten für 4 Portionen) Saft einer Zitrone
2 EL Olivenöl (oder Sonnenblumenöl)
Salz, Pfeffer, Zucker
250 g Möhren
150 g Äpfel
1 EL gehackte Haselnüsse

Aus Zitronensaft, Olivenöl und den Gewürzen eine Soße bereiten.
Möhren und Äpfel schälen und grob raspeln. Mit der Salatsoße mischen und mit den Nüssen bestreut servieren.

P **Fenchelfrischkost mit Orangen**

(Zutaten für 4 Portionen) 200 g saure Sahne

2 EL Sonnenblumenöl

$^1/_2$ Banane

Salz, Pfeffer, Meerrettich

Zucker nach Geschmack

2 kleine Fenchelknollen

2 kleine Äpfel

Saft einer Zitrone

2 Orangen

2 EL gehackte Walnüsse

Saure Sahne mit dem Sonnenblumenöl glattrühren. Die Banane zerdrücken und unter die Sahne rühren. Mit den Gewürzen herzhaft abschmecken.

Die Fenchelknollen putzen, waschen und in dünne Streifen schneiden.

Die Äpfel schälen und in kleine Stücke schneiden. Mit Zitronensaft beträufeln.

Die Orangen so schälen, daß die weiße Innenhaut entfernt wird. Ebenfalls in kleine Stücke schneiden. Alle Zutaten mit der Salatsoße mischen. Salat mit den Walnüssen bestreut servieren.

Maissalat   P ☺

(Zutaten für 4 Portionen) 2 Tomaten

1 rote Paprika

1 Stange Sellerie

1 kleine Dose Mais

   (285 g Abtropfgewicht)

Soße

Saft von $1/2$ Zitrone

2 EL Olivenöl

125 g Naturjoghurt

125 g saure Sahne

etwas Ketchup

Salz, Pfeffer, Zucker

Das Gemüse kleinschneiden und zusammen mit dem Mais in eine Schüssel geben.

Salatsoße bereiten und mit dem Salat vermengen.

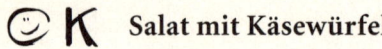 **Salat mit Käsewürfeln**

(Zutaten für 6 Portionen) 1 gelbe Paprika

1 rote Paprika

1 großer Apfel

3 Möhren

1 kleine Dose Mais
   (285 g Abtropfgewicht)

250 g Gouda, gewürfelt

250 g Naturjoghurt

100 g saure Sahne

2 EL Sonnenblumenöl

Saft einer Zitrone

Salz, Pfeffer, Zucker

Kräuter (z. B. Petersilie)

Paprika putzen, Apfel und Möhren schälen. In kleine Stücke oder Scheiben schneiden. Zusammen mit dem Mais und dem Käse in eine Salatschüssel geben.

Aus den übrigen Zutaten eine Salatsoße bereiten und diese über den Salat geben.

Bunter Nudelsalat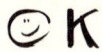

(Zutaten für 8–10 Portionen) 300 g Nudeln
1 große rote Paprika
1 große gelbe Paprika
1 großer Apfel
150 g Geflügelmortadella
1 kleine Dose Mais
(285 g Abtropfgewicht)
Salatsoße
200 g Naturjoghurt
50–100 ml Sahne
Ketchup
$^1/_2$ Zitrone
Salz, Pfeffer, Zucker
Kräuter (z. B. Petersilie oder
Zitronenthymian)

Nudeln nach Packungsanweisung garen. Paprikas waschen, Apfel schälen, beides kleinschneiden. Mortadella würfeln. Die abgekühlten Nudeln mit den übrigen Zutaten vermengen.

Aus den Zutaten eine Salatsoße bereiten und über den Nudelsalat geben.

Salat durchziehen lassen. (Evtl. mit Ketchup, Sahne und Joghurt verlängern und nachwürzen.)

Variation: Nehmen Sie anstelle der Nudeln 750 g in Scheiben geschnittene Pellkartoffeln, und tauschen Sie den Mais durch Erbsen aus.

Dips und Soßen

Kleingeschnittenes Obst oder Gemüsestückchen zusammen mit Dips kommen bei Kindern als Zwischenmahlzeit oder zum Abendbrot immer gut an.

Leckere Soßen – ob mit Gemüse, Käse oder Fisch – krönen die heißgeliebten Nudeln oder Pellkartoffeln und Knödel.

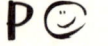 **Kokos-Quark-Dip**

(Zutaten) 250 g Quark (20 %)
ca. 8 EL Milch
1 TL Honig
1 TL Zimt
2 EL Kokosflocken

Den Quark mit der Milch cremig rühren und mit Honig und Zimt abschmecken.

Die Kokosflocken trocken in einer Pfanne anrösten und über den Dip streuen.

 Tip: Für Pummelige nehmen Sie Magerquark.

Paßt zu: rohen Apfel- oder Möhrensticks oder zu süßen Bratlingen (z. B. Reisplätzchen, Mais-Quark-Plätzchen oder Möhrenpuffer).

Schafskäse-Creme

☺ M

(Zutaten) 1 rote Paprika
200 g Schafskäse
150 g saure Sahne
1 Knoblauchzehe
2 EL Olivenöl
1 Bund Basilikum, Pfeffer

Die Paprika in feine Würfel schneiden. Den Schafskäse mit der sauren Sahne, der Knoblauchzehe und der Hälfte der Paprika pürieren; dann das Olivenöl unterrühren.

Die übrigen Paprikawürfel und kleingeschnittenes Basilikum dazugeben und mit Pfeffer abschmecken.

Paßt zu: Bratlingen, Pellkartoffeln oder rohen Gemüsesticks.

Kräuter-Knoblauch-Dip

☺

(Zutaten) 125 g Joghurt
125 g Crème fraîche oder Schmand
1 Knoblauchzehe
3 EL gehackte gemischte Kräuter
(z. B. italienische Kräuter)
1 TL Senf
Kräuterjodsalz, Pfeffer

Joghurt und Crème fraîche zu einer cremigen Soße verrühren.

Die zerdrückte Knoblauchzehe mit den übrigen Zutaten unterrühren und abschmecken.

Paßt zu: rohen Gemüsesticks (z. B. Möhren, Staudensellerie, Kohlrabi, Paprika) oder zu Bratlingen.

P ☺ **Tomatenketchup**

(Zutaten für 2 Flaschen à 250 ml) 1 Packung passierte Tomaten
(500 g)
1 kleine Dose Tomatenmark
(70 g)
5 EL Essig
1 EL Zucker
2 TL Salz, 2 TL Paprikapulver
Zimt, Pfeffer

Alle Zutaten mischen, aufkochen lassen und abschmecken. In vorbereitete Flaschen füllen.

Fisch-Tomaten-Soße

(Zutaten für 4 Portionen) 1 große Zwiebel

1 Fenchelknolle

2 Knoblauchzehen

2 EL Olivenöl

300 g Fischfilet

(oder 1 Dose Thunfisch,

150 g Abtropfgewicht)

1 EL Tomatenmark

1 Packung passierte Tomaten (500 g)

200 ml Wasser

100 ml Sahne

Salz, Pfeffer, getrocknete Kräuter

(z.B. Basilikum, Oregano, Thymian)

Die Zwiebel und den Fenchel in kleine Stücke schneiden und zusammen mit dem zerdrückten Knoblauch in dem heißen Öl andünsten. Den Fisch waschen, salzen und in kleine Stücke schneiden. Mit dem Tomatenmark zu der Zwiebel-Gemüse-Mischung geben und unter Rühren nochmals andünsten. Mit den Tomaten, dem Wasser und der Sahne aufgießen, aufkochen lassen und mit den Gewürzen abschmecken. Bei kleiner Hitze etwa 10 Minuten köcheln lassen.

Paßt zu: Nudeln oder Reis.

Tip: Für Pummelige die Hälfte der Sahne durch Wasser ersetzen.

P 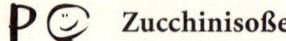 **Zucchinisoße**

(Zutaten für 4 Portionen) 1 große Zwiebel
1 Knoblauchzehe
1 EL Butter
ca. 500 g Zucchini
150 g gekochter Schinken
1 EL Tomatenmark
200 ml Sahne
1 Prise Zucker
Salz, Pfeffer, Basilikum, Oregano

Zwiebel pellen, in Würfel schneiden und zusammen mit dem zerdrückten Knoblauch in der Butter glasig dünsten. Die geputzten und in kleine Würfel geschnittenen Zucchini, den in Streifen geschnittenen Schinken sowie das Tomatenmark hinzufügen und alles unter Rühren anbraten. Mit Sahne aufgießen, die Soße noch etwas einkochen lassen und mit den Gewürzen abschmecken.

Paßt zu: Nudeln oder gekochten Klößen (z. B. Semmelknödel).

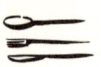 **Tip:** Für Pummelige anstelle der Sahne Milch nehmen.

Nuß-Soße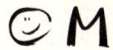

(Zutaten für 4 Portionen) 80 g gemahlene Haselnüsse
20 g Sonnenblumenkerne
1 EL Vollkornmehl
2 EL Öl
200 ml Sahne
200 ml Milch
2 EL TK-8-Kräutermischung
40 g Parmesan
Salz, Pfeffer

Haselnüsse, Sonnenblumenkerne und das Vollkornmehl in einer Pfanne anrösten, mehrmals umrühren. Öl, Sahne, Milch und Kräuter zufügen und aufkochen lassen. Soße etwas einkochen lassen und mit geriebenem Parmesan und den Gewürzen abschmecken.

Paßt zu: Nudeln.

☺ M **Möhren-Käse-Soße**
(*Zutaten für 4 Portionen*) 1 – 2 Zwiebeln

1 Knoblauchzehe

1 EL Butter

500 g Möhren

125 ml Gemüsebrühe

100 g fetter Weichkäse (60 %) oder
  Frischkäse

50 g gemahlene Mandeln
  (oder gemahlene Haselnüsse)

125 ml Sahne

1 EL Zitronensaft, Salz, Pfeffer,
Muskat

Die in Würfel geschnittenen Zwiebeln und den zerdrückten Knoblauch in der Butter andünsten. Möhren kleinschneiden und zu den
Zwiebeln geben. Mit der Gemüsebrühe aufgießen, die Mandeln
und den Käse hinzufügen und alles mit dem Pürierstab pürieren.
Die Sahne dazugeben und mit Zitrone und den Gewürzen abschmecken. Nochmals aufkochen lassen und gegebenenfalls mit
etwas Flüssigkeit auffüllen.

Paßt zu: gekochtem Brokkoli, Blumenkohl oder zu Nudeln.

Gorgonzola-Sahne-Soße

(Zutaten für 4 Portionen) 200 ml Sahne
200 g Gorgonzola
1 Knoblauchzehe
8 gehackte Walnüsse
weißer Pfeffer, Muskat

Die Sahne zusammen mit dem zerbröselten Gorgonzola und dem zerdrückten Knoblauch aufkochen. Die Walnüsse unterrühren, mit Pfeffer und Muskat abschmecken.

Paßt zu: Nudeln, am besten Bandnudeln.

Senfsoße

(Zutaten für 4 Portionen) 1 Zwiebel
2 EL Butter
1–2 EL Senf
$^1/_4$ l Gemüsebrühe
Salz, Pfeffer
100 ml Sahne

Zwiebel fein würfeln und in 1 EL Butter glasig dünsten. Senf unterrühren, kurz anschmoren und mit Brühe ablöschen. Die Soße bei kleiner Hitze 5 Minuten kochen lassen. Mit Salz und Pfeffer abschmecken.
    Die Sahne zufügen, erhitzen und mit der restlichen Butter mit dem Pürierstab aufmixen.

Paßt zu: Fischfrikadellen oder mit hartgekochten Eiern zu Salzkartoffeln (Senfeier).

Tip: Wenn Sie für pummelige Kinder kochen, nehmen Sie 50 ml Sahne und dafür 300 ml Gemüsebrühe.

Suppen

Suppen sind besonders in der kälteren Jahreszeit hervorragend zum Abendessen geeignet und kommen bei klein und groß eigentlich immer gut an. Sie lassen sich blitzschnell aus Gemüse und Brühe herstellen und können mit Sahne oder Frischkäse verfeinert werden. Je nach Vorliebe wird das Gemüse stückig gelassen oder püriert. In pürierter Form essen Kinder häufig auch Gemüsesorten, die sie sonst nicht anrühren würden.

Zucchinisuppe mit Schafskäse

(Zutaten für 4 Portionen)
1 große Zwiebel
1 Knoblauchzehe
2 EL Olivenöl
800 g Zucchini
1 l Gemüsebrühe
250 g Schmand
oder saure Sahne
Salz, Pfeffer, Muskat
150 g Schafskäse

Zwiebel pellen, in kleine Würfel schneiden und zusammen mit dem zerdrückten Knoblauch in dem heißen Öl andünsten. Die geputzten und in Würfel geschnittenen Zucchini hinzufügen und alles nochmals kurz andünsten. Mit der heißen Brühe aufgießen und gar kochen.

Schmand hinzufügen und alle Zutaten mit dem Pürierstab pürieren. Suppe mit den Gewürzen abschmecken und mit dem in Würfel geschnittenen Schafskäse servieren.

Tip: Nehmen Sie für pummelige Kinder statt des Schmands die saure Sahne.

Brokkolisuppe

(Zutaten für 4 Portionen) 400 g Brokkoli
300 g Kartoffeln
$^1/_2$ l Gemüsebrühe
100 g saure Sahne
Muskat, Pfeffer
4 Scheiben Vollkorntoast
2 Knoblauchzehen

Brokkolistiele schälen, Brokkoli als Ganzes waschen und in Rös-chen teilen. Kartoffeln schälen, waschen und in Würfel schneiden. Das Gemüse mit der Brühe aufkochen und ca. 8 Minuten garen lassen. Saure Sahne hinzufügen und die Suppe pürieren, evtl. etwas heißes Wasser hinzugeben. Mit Muskat und Pfeffer würzen.

Das Brot hellbraun toasten, mit Knoblauchscheiben einreiben und zur Suppe servieren.

P 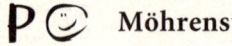 **Möhrensuppe mit Pfiff**
(Zutaten für 4 Portionen) 1 Zwiebel

1 EL Olivenöl

300 g Möhren

3 TL gekörnte Gemüsebrühe

$3/4$ l Wasser

Jodsalz, Pfeffer, Muskatnuß

200 g Porree

100 g Champignons

100 ml Schlagsahne

2 Scheiben Vollkorntoast, gewürfelt

$1/2$ Bund Petersilie

Zwiebel würfeln und in Öl glasig dünsten. Die in feine Scheiben geschnittenen Möhren hinzugeben und mitdünsten.

Gemüsebrühe und Wasser zugießen. Etwa 10 Minuten garen, pürieren und würzen. In feine Ringe geschnittenes Porree und Champignons zugeben und etwa noch 5 bis 10 Minunten ziehen lassen. Mit Sahne verfeinern. Die Suppe in die Teller füllen. Getoastete Brotwürfel und kleingeschnittene Petersilie vor dem Servieren über die Suppe streuen.

Gemüsesuppe mit Croûtons

(Zutaten für 4 Portionen) 250 g Kartoffeln

1 Bund Suppengrün

2 Zwiebeln

1 kleiner Zucchino

1 EL Tomatenmark

2 EL Olivenöl

750 ml Gemüsebrühe

2 Vollkorntoastscheiben

30 g Butter oder Margarine

Jodsalz

1 Knoblauchzehe

20 g Parmesan

Kartoffeln schälen, Suppengrün putzen und mit den Zwiebeln würfeln. Zucchino waschen, längs halbieren und in Scheiben schneiden. Kartoffeln, Suppengrün, Zwiebeln und Tomatenmark in Öl andünsten. Brühe dazugeben und zugedeckt 10 Minuten leicht kochen lassen. Zucchini zugeben und weitere 5 Minuten garen.

Toast in Würfel schneiden und in der Butter oder Margarine goldbraun rösten. Suppe mit Jodsalz und durchgepreßten Knoblauch würzen und mit Parmesan und Toastwürfeln bestreut servieren.

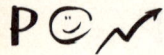

Kürbissuppe mit Frischkäse

(Zutaten für 4 Portionen) 600 g Kürbis
1 Zwiebel
1 EL Butter
800 ml Gemüsebrühe
200 g Frischkäse
frischer, geriebener Ingwer
Kräuterjodsalz, Pfeffer
evtl. Cayennepfeffer
2 EL Kürbiskerne

Kürbis schälen, die Kerne entfernen und das Kürbisfleisch in kleine Stücke schneiden. Die Zwiebel schälen, fein hacken und in der erhitzten Butter glasig dünsten. Die Kürbiswürfel dazugeben und ebenfalls anschwitzen. Mit der Gemüsebrühe aufgießen und etwa 10 Minuten kochen lassen. Frischkäse dazugeben und alles gemeinsam pürieren. Mit den Gewürzen abschmecken. Mit Kürbiskernen bestreut servieren.

Tip: Nehmen Sie für pummelige Kinder nur 100 g Frischkäse.

Spinatsuppe Popeye
(Zutaten für 4 Portionen) 1 Zwiebel

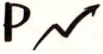

                                       1 Knoblauchzehe
                                         2 EL Olivenöl
                                         1 Avocado
                                         450 g TK-Blattspinat
                                         700 ml Gemüsebrühe
                                         200 ml Sahne
                                         Salz, Pfeffer, Muskat

Zwiebel pellen, in kleine Würfel schneiden und zusammen mit der zerdrückten Knoblauchzehe in dem Öl glasig dünsten. Das Avocadofleisch in Stücke schneiden und zusammen mit dem aufgetauten Spinat zu den Zwiebeln geben. Nochmals kurz andünsten und mit der Gemüsebrühe aufgießen und 10 Minuten kochen lassen. Die Sahne unterrühren, Suppe pürieren und nochmals aufkochen lassen. Mit den Gewürzen abschmecken.

Tip: Nehmen Sie für pummelige Kinder statt 200 ml Sahne nur 100 ml und ergänzen sie durch 100 ml Gemüsebrühe.

 **Tomatensuppe**

(Zutaten für 4 Portionen) 1 Zwiebel

1 Knoblauchzehe

2 EL Olivenöl

2 EL Tomatenmark

1 Packung passierte Tomaten (500 g)

750 ml Gemüsebrühe

200 ml Sahne

4 EL Grünkerngrütze oder -schrot

1–2 EL Frischkäse

Salz, Pfeffer, Paprikapulver

Cayennepfeffer

etwas Zucker oder Honig

Die Zwiebel kleinschneiden und mit dem zerdrückten Knoblauch in dem heißen Öl anbraten. Tomatenmark unterrühren und etwas andünsten. Mit den passierten Tomaten, der Gemüsebrühe und der Sahne aufgießen. Die Grünkerngrütze einrühren, aufkochen lassen und bei kleiner Hitze etwa 10 Minuten kochen lassen. Die Suppe mit Frischkäse verfeinern und mit den Gewürzen abschmecken.

 Tip: Für Pummelige tauschen Sie die Hälfte der Sahne aus durch Gemüsebrühe und verzichten auf Frischkäse.

Maissuppe

(Zutaten für 4 Portionen) 1 Zwiebel
1 EL Olivenöl
2–3 Möhren
$^1/_2$ l Gemüsebrühe
1 kleine Dose Mais
   (285 g Abtropfgewicht)
200 ml Sahne
Salz, Pfeffer, Kräuter
   (z. B. italienische TK-Kräuter
   oder Estragon)

Die Zwiebel pellen, sehr fein hacken und in dem heißen Öl glasig dünsten.

Die Möhren putzen, grob raspeln und zu den Zwiebeln geben. Mit der Gemüsebrühe aufgießen und aufkochen lassen. Mais und Sahne unterrühren und die Suppe nochmals 5 Minuten kochen lassen. Mit den Gewürzen abschmecken.

Tip: Für Pummelige tauschen Sie die Hälfte der Sahne aus durch Milch.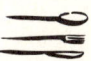

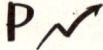

Rote Linsensuppe

(Zutaten für 4 Portionen) 2 Stangen Porree (150 g)
2 Möhren (150 g)
2 EL Olivenöl
200 g rote Linsen
800 ml Gemüsebrühe
150 ml Sahne
Salz, Pfeffer, Curry, Paprikapulver

Porree und Möhren putzen, waschen und kleinschneiden und in heißem Olivenöl andünsten. Die Linsen hinzufügen und mit der Gemüsebrühe aufgießen. Etwa 10 Minuten garen lassen. Die Sahne hinzufügen, würzen und nochmals 10 Minuten garen lassen.

Tip: Für Pummelige die Hälfte der Sahne durch Gemüsebrühe ersetzen.

Grießklößchensuppe

(Zutaten für 4 Portionen) 60 g weiche Butter

1 Ei

120 g Vollkornweizengrieß

Salz, Muskat

etwas Öl

1 l Gemüsebrühe

1 Bund Schnittlauch

Butter schaumig rühren. Das Ei und den Grieß langsam unterrühren. Mit Salz und Muskat würzen und etwa 5 Minuten quellen lassen.

Mit einem nassen Teelöffel ovale Klößchen ausstechen und diese auf einen mit Öl bepinselten Teller legen. Im Kühlschrank etwa 15 Minuten ruhen lassen.

Inzwischen die Brühe zum Kochen bringen. Die Klößchen hinzugeben und bei schwacher Hitze etwa 10 Minuten ziehen lassen. Mit gehacktem Schnittlauch bestreut servieren.

M **Käsesuppe**

(Zutaten für 4 Portionen) 2 Zwiebeln

250 g gemischtes Hackfleisch

1 EL Olivenöl

3 Stangen Porree

$3/_4$ l Gemüsebrühe

1 Dose Champignons in Scheiben

(230 g Abtropfgewicht)

150 g Sahneschmelzkäse

150 g Kräuterschmelzkäse

Salz, Pfeffer, Muskat

Zwiebeln pellen, in kleine Würfel schneiden und zusammen mit dem Hackfleisch im Öl anbraten. Porree putzen, in feine Ringe schneiden und zu dem Hackfleisch geben. Etwa 5 Minuten andünsten. Brühe dazugießen. Zum Schluß die abgetropften Pilze und den Käse hinzufügen und so lange rühren, bis der Käse aufgelöst ist.

Mit den Gewürzen abschmecken.

Variation: Anstelle von Porree 500 Gramm Brokkoli nehmen.

Hühnersuppe mit Eierstich

(Zutaten für 4 Portionen) 400 g Hähnchenbrustfilet

1 1/2 l Hühnerbrühe

250 g Möhren

150 g TK-Erbsen

Salz, Pfeffer, Muskat

etwas Liebstöckel, Petersilie

Für den Eierstich

2 Eier

8 EL Milch

1 Prise Salz, Muskat

Hähnchenfleisch würfeln, Möhren putzen, in Scheiben schneiden. Fleisch und Möhren in die Hühnerbrühe geben. Aufkochen und etwa 10 Minuten bei kleiner Hitze kochen lassen. Erbsen und Liebstöckel unterrühren. Nochmals 10 Minuten garen lassen. Mit den Gewürzen abschmecken und mit gehackter Petersilie bestreut servieren.

Für den Eierstich alle Zutaten miteinander verquirlen und in eine leicht gefettete Tasse geben. In der Mikrowelle bei ca. 300 Watt in etwa 4 Minuten stocken lassen. (Konventionell: Eiermilch etwa 1 Stunde im Wasserbad stocken lassen.) Rautenförmig schneiden und in die Hühnersuppe geben.

Bratlinge und Puffer

Bratlinge kommen bei Kindern immer gut an. Entweder warm zum Mittagessen oder zwischendurch einfach kalt auf die Hand. Überraschen Sie Ihre Kinder zum Abendbrot oder zum Kindergeburtstag mit Getreideburgern. Stellen Sie hierfür neben den Bratlingen Salatblätter, Tomaten- und Gurkenscheiben sowie Dips zurecht, und lassen Sie jedes Kind sein Vollkornbrötchen nach Lust und Geschmack belegen.

Bratlinge eignen sich gut zum Einfrieren. Bereiten Sie deshalb am besten gleich mehrere Portionen zu, und frieren Sie den Rest ein.

Die Beschaffenheit des Teigs kann sehr unterschiedlich sein. Sollte er etwas zu feucht geraten, binden Sie ihn mit etwas Paniermehl oder mit Haferflocken. Die Bratzeit kann variieren. Sie können die Garzeit verkürzen, wenn Sie die Bratlinge in der Pfanne möglichst flach drücken.

Reisbratlinge

(Zutaten für 20–25 Stück) 400 g Vollkornreis

ca. 800 ml Gemüsebrühe

250 g Möhren

2 Knoblauchzehen

100 g geriebener Käse

4 Eier

4 EL Sonnenblumenkerne

2 EL gehackte Kräuter nach Belieben

2 EL Vollkornpaniermehl

4 EL Öl zum Braten

Reis in der Brühe etwa 30 Minuten garen. Möhren schälen und grob raspeln. Den abgekühlten Reis mit dem zerdrückten Knoblauch und den übrigen Zutaten zu einem Teig mischen. Wenn der Teig zu feucht ist, Paniermehl hinzufügen, bis er fester wird. Bratlinge formen und im Bratfett ca. 10 Minuten von jeder Seite knusprig braten.

Dazu passen: Kräuter, Knoblauch-Dip oder Schafskäse-Creme, ein frischer Salat und Salzkartoffeln.

K **Hirsebratlinge**
(Zutaten für ca. 12 Portionen) 250 g Hirse
500 ml Gemüsebrühe
125 g Doppelrahm-Frischkäse
4 Eier
6 geriebene Vollkornzwieback
 (oder 6 EL Paniermehl)
1 Bund Schnittlauch, gehackt
Salz, Pfeffer
Olivenöl

Die Hirse in der Brühe aufkochen und anschließend bei geringer Wärmezufuhr ca. 20 Minuten ausquellen lassen. Hirsebrei auskühlen lassen und dann mit den übrigen Zutaten vermischen. Mit feuchten Händen gleich große Frikadellen formen und diese in heißem Öl von beiden Seiten braten.

 Tip: Für pummelige Kinder nehmen Sie anstelle des Doppelrahmbesser fettreduzierten Frischkäse.

Getreide-Nuß-Frikadellen

PK

(Zutaten für 8 – 10 Stück) 1 kleine Stange Porree
1 Möhre
200 g grob geschroteter Grünkern
450 ml Gemüsebrühe
1 Lorbeerblatt
3 EL gehackte Nüsse
1 Ei
1 – 2 EL Vollkornbrösel

Den Porree und die Möhre putzen und fein schneiden. Grünkern mit dem Gemüse in der Brühe mit dem Lorbeerblatt aufkochen lassen und anschließend bei geringer Wärmezufuhr 20 Minuten ausquellen lassen. Lorbeer entfernen. Mit den übrigen Zutaten vermischen. Kleine Frikadellen formen und im heißen Öl braten.

Zucchini- oder Möhrenpuffer

(Zutaten für 4 Portionen) 700 g Zucchini oder Möhren
3 – 4 Eier
75 – 100 g Weizenvollkornmehl
gemischte gehackte Kräuter
Salz, Pfeffer
Öl zum Ausbacken

Zucchini oder Möhren raspeln und auf einem Sieb gut abtropfen lassen. Mit den restlichen Zutaten vermengen. Kleine Puffer eßlöffelweise in heißem Öl ausbacken.

Dazu passen: Pellkartoffeln mit Kräuterquark und ein Rohkostsalat.

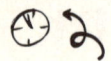

Reisplätzchen

(Zutaten für ca. 30 Stück) 1 l Milch
50 g Zucker
1 Prise Salz
250 g Vollkorn-Milchreis
4 Eier
100 g Weizenvollkornmehl
abgeriebene Schale einer Orange
  (oder Orangenschalen-Aroma)
2 EL Backpulver
1 geriebener Apfel
4 EL Rosinen
Butter zum Ausbacken
Zucker, Zimt

Die Milch mit dem Zucker und dem Salz aufkochen. Den Reis einstreuen und etwa 40 Minuten weich kochen, abkühlen lassen. Den Reis mit den übrigen Zutaten vermengen.

In einer Pfanne Butter auslassen und die Plätzchen eßlöffelweise ausbacken.

Die Reisplätzchen auf Küchenkrepp abtropfen lassen. Mit Zucker und Zimt bestreut servieren.

Tip: Wenn Sie fertigen Milchreis übrig haben, so können Sie auch daraus die Reisplätzchen backen.

Dazu passen: frische Früchte, z. B. Blaubeeren.

Mais-Quark-Plätzchen

(Zutaten für 16 – 18 Stück) 400 g Magerquark

4 Eier

100 g Maismehl

4 EL Maisgrieß (Polenta)

1 Prise Salz

Butter zum Ausbacken

Zimt

Den Quark mit den übrigen Zutaten verrühren und ca. 30 Minuten ausquellen lassen.

In einer Pfanne Butter auslassen und den Teig eßlöffelweise in das heiße Fett geben. Von beiden Seiten etwa 8 Minuten ausbacken. Mit Zimt bestreut servieren.

Dazu passen: Apfelmus oder eine kalte rote Fruchtsoße, z. B. aus 250 g Erdbeeren und 250 g Rhabarber, mit 50 g Zucker aufgekocht, püriert und mit 1 Eßlöffel Speisestärke abgebunden.

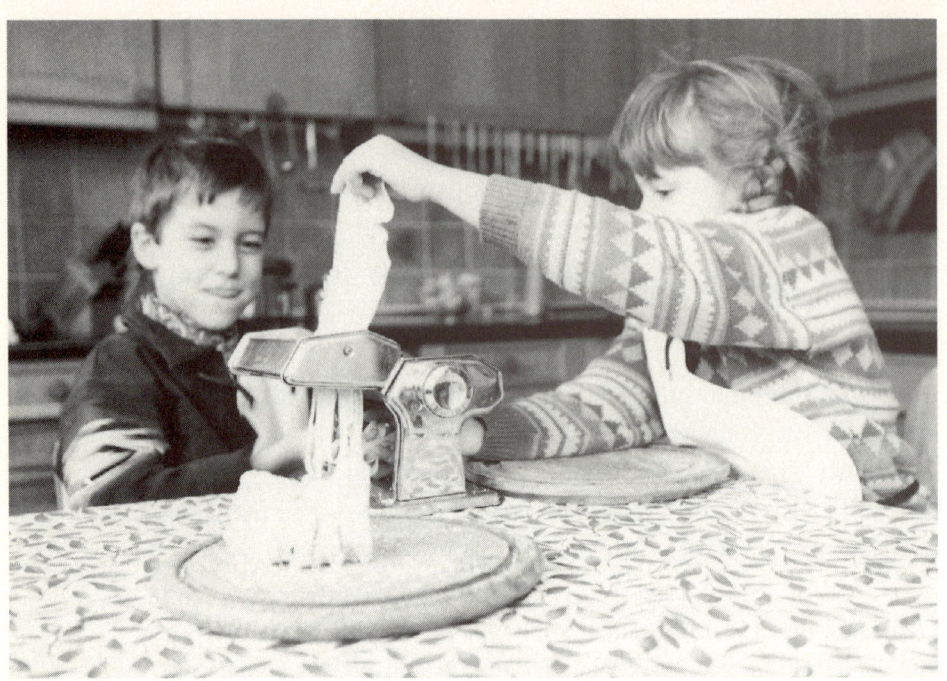

Nudelgerichte

Nudeln sind wohl die Favoriten fast aller Kinder. Und es müssen nicht nur Nudeln mit Ketchup sein: Auch als Auflauf, Lasagne, Käsespätzle oder Schinkennudeln finden sie großen Anklang.

Besonderen Spaß macht es Kindern, wenn sie die Nudeln selbst mit einer Nudelmaschine herstellen können.

Leckere Soßen zu Nudeln finden Sie im Rezeptteil Dips und Soßen auf den *Seiten 146–153.*

Nudelteig

(Zutaten für 4 Portionen) *Für den Teig*

4 Eier

1 – 2 EL Olivenöl

200 g Weizenvollkornmehl

200 g Weizenmehl Typ 405

Zum Kochen

2 l Wasser

Salz

1 EL Öl

Eier und Öl in eine Schüssel geben und gut miteinander verrühren. 5 Eßlöffel Mehl zufügen und nochmals kräftig verrühren.
Restliches Mehl auf ein Holzbrett geben, Teig hineingießen. Alles
miteinander verkneten, bis ein glänzender, glatter Teig entsteht.
Teig in ein feuchtes Handtuch wickeln und etwa 30 – 40 Minuten
ruhen lassen.

Danach den Teig in 4 Stücke teilen, flachdrücken und mehrmals
durch eine Nudelmaschine drehen, bis zur dünnsten Stufe. Mit der
Maschine zu Nudeln schneiden.

Wenn keine Nudelmaschine vorhanden ist, Teig auf einer bemehlten Arbeitsfläche gleichmäßig und dünn ausrollen. Zwischendurch mehrmals neu bemehlen und in beliebige Streifen
schneiden.

Salzwasser zum Kochen bringen, Nudeln hineingeben und in
3 Minuten bißfest kochen.

Nudelauflauf mit Spinat

(Zutaten für 4 Portionen) 1 Paket Rahmspinat (450 g)
250 g Bandnudeln
Salz, 1 EL Öl
1 Zwiebel, 1 Knoblauchzehe
50 g Butter oder Margarine
geriebene Muskatnuß
3 Eier
200 ml Milch
125 g Mozzarella-Käse
Fett für die Form
1 EL Pinienkerne oder
Sonnenblumenkerne

Spinat aus der Verpackung nehmen und bei Zimmertemperatur auftauen lassen. Nudeln in reichlich Salzwasser mit Öl bißfest kochen.

Zwiebel in Ringe schneiden und mit dem zerdrückten Knoblauch in 20 g Fett glasig dünsten. Spinat hinzufügen und weitere 3–4 Minuten dünsten. Spinat mit Salz und Muskat abschmecken. Eier mit Milch verquirlen und mit Salz und Muskat würzen. Feuerfeste Auflaufform fetten. Erst die Hälfte der Nudeln in die Form geben, darauf den Spinat verteilen und mit den restlichen Nudeln abdecken. Die Eiermilch darübergießen. Den in Scheiben geschnittenen Käse und das restliche Fett als Flöckchen auf dem Auflauf verteilen. Mit Pinienkernen oder Sonnenblumenkernen bestreuen.

Im vorgeheizten Backofen je nach Herdart bei 170 °C bis 200 °C / Gas Stufe 2–3 30–40 Minuten backen.

Cannelloni mit Spinatfüllung

(Zutaten für 4 Portionen) 1 Pckg. TK-Blattspinat (400 g)

1 Zwiebel

1 Knoblauchzehe

1 EL Butter

Salz, Pfeffer

Muskat, Basilikum

1 gekochte Kartoffel

100 g geriebener Emmentaler

1 Packung Cannelloni-Nudeln

1 Fleischtomate

100 ml Tomatenpüree

100 g geriebener Emmentaler

Für die Béchamelsoße

30 g Butter

30 g Mehl

$^1/_4$ l Milch

$^1/_8$ l Sahne

Blattspinat auftauen lassen. Zwiebel pellen, in kleine Würfel schneiden und zusammen mit dem zerdrückten Knoblauch in der Butter glasig dünsten. Spinat hinzufügen und so lange weiterdünsten, bis die überschüssige Flüssigkeit verdampft ist. Ggf. noch auf einem Sieb abtropfen lassen. Spinat würzen und mit der zerdrückten Kartoffel und dem geriebenen Käse mischen. Die Cannelloni mit der Spinatmasse füllen und diese in eine flache Auflaufform geben. Aus den angegebenen Zutaten eine Béchamelsoße herstellen (*siehe* Rezept Gemüselasagne / Käsesoße S. 176) und diese über die Cannelloni geben. Die Fleischtomate kleinwürfeln und gemeinsam mit dem Tomatenpüree und dem Käse auf der Soße verteilen. Im vorgeheizten Backofen bei 200 °C 20 – 30 Minuten / Gas Stufe 3 backen.

Gemüselasagne

(Zutaten für 4–6 Portionen) 1 Zwiebel
1 Knoblauchzehe
2 EL Olivenöl
1 rote, 1 grüne und 1 gelbe
  Paprika
1 Zucchino (ca. 200 g)
2–3 Möhren (200 g)
2 EL Tomatenmark
1 Packung passierte Tomaten
  (500 g)
Salz, Pfeffer, getrocknete Kräuter
  (z.B. Oregano, Basilikum)
Für die Käsesoße
40 g Butter
40 g Mehl
500 ml Milch
100 g geriebener Emmentaler
ca. 15 Lasagnenudelplatten

Für die Gemüsesoße Zwiebel pellen, in kleine Stücke schneiden und mit dem zerdrückten Knoblauch in Öl glasig dünsten. Das geputzte, in Stücke geschnittene Gemüse und das Tomatenmark hinzufügen und weiterdünsten. Die passierten Tomaten und einen Achtelliter Wasser hinzufügen, würzen und einmal aufkochen lassen.

Für die Käsesoße Butter in einem Topf auslassen, Mehl mit einem Schneebesen unterrühren, mit Milch aufgießen und unter Rühren aufkochen lassen. Von der Herdplatte nehmen und Käse unterrühren.

Rechteckige Auflaufform mit Lasagneplatten auslegen. Abwechselnd Gemüsesoße, Käsesoße und Nudelplatten einschichten. Mit Nudeln und Käsesoße abschließen. Im Backofen bei 200 °C / Gas Stufe 3 30–40 Minuten überbacken.

Schinken-Nudel-Auflauf

(Zutaten für 4–6 Portionen) 250 g Nudeln
Salz
1 Zwiebel
2 EL Butter
250 g Erbsen (TK)
Pfeffer, 1–2 EL Zitronensaft
200 g gek. Schinken
200 ml Sahne
50 ml Milch
4 Eier
200 g geriebener Käse
Muskat
1 EL Butterflöckchen

Nudeln nach Packungsanweisung in Salzwasser knapp bißfest garen, abschrecken und abtropfen lassen. Zwiebel abziehen und fein würfeln. In 1 Eßlöffel Butter anschwitzen. Erbsen zugeben, kurz andünsten und mit Salz, Pfeffer und Zitronensaft würzig abschmecken. Schinken in kurze Streifen schneiden. Sahne, Milch und Eier miteinander verquirlen. Die Hälfte des Käses unterrühren und mit Salz, Pfeffer und Muskat würzen.

Eine große Auflaufform mit der restlichen Butter einfetten. Nudeln mit Erbsen und Schinken mischen und in die Form geben. Mit der Eiermilch übergießen. Restlichen Käse darüberstreuen, mit Butterflöckchen belegen und bei 170–180 °C / Gas Stufe 2 je nach Herdart 50–60 Minuten goldbraun backen.

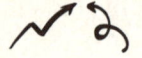

Schinken-Nudeln

(Zutaten für 4 Portionen) 250 g Nudeln
1 Zwiebel
1 EL Butter
150 g gekochter Schinken
1 Tasse Erbsen (TK)
4 Eier
3 EL Milch
Salz, Pfeffer

Nudeln nach Packungsanweisung in Salzwasser gar kochen.

In der Zwischenzeit Zwiebel in kleine Würfel schneiden und in der Butter glasig dünsten. Schinken würfeln, zu den Zwiebeln geben und knusprig anbraten.

Die gekochten und gut abgetropften Nudeln zusammen mit den Erbsen in die Pfanne geben. Die Eier mit der Milch verrühren. Die Eiermilch über die Nudeln geben, würzen und unter Rühren alles braten, bis die Eiermilch gestockt ist.

Dazu paßt: Kopfsalat oder Chinakohl mit Joghurt-Sahne-Soße.

Käsespätzle

(Zutaten für 4 Portionen) 400 Spätzlenudeln

Salz, 2 EL Öl

250 g geriebener Käse

(z. B. Emmentaler oder Bergkäse)

weißer Pfeffer

2 – 3 große Zwiebeln

50 g Butter

evtl. Schnittlauch

Die Nudeln in reichlich Salzwasser mit Öl gar kochen.

Die abgegossenen und abgetropften Nudeln schichtweise mit dem Käse in eine Form geben, dabei jeweils mit Pfeffer würzen. Die letzte Schicht Spätzle mit dem restlichen Käse bestreuen und mit 2 – 3 Eßlöffeln des Kochwassers begießen. Im Backofen warm stellen.

Die Zwiebeln in Ringe schneiden. Die Butter in einer Pfanne erhitzen. Die Zwiebelringe darin bei mittlerer Hitze goldbraun braten. Auf die Käsespätzle geben und evtl. mit Schnittlauch garnieren.

Gemüse- und Getreidegerichte

Gemüse als Beilage oder vollständige Mahlzeit sorgen für Abwechslung und Farbe auf dem Teller. Kombiniert mit einer Stärkebeilage wie z. B. Kartoffeln, Nudeln oder Getreide sowie mit Milchprodukten liefern sie Kindern alles, was sie brauchen.

Kartoffel-Gemüse-Brei

(Zutaten für 4 Portionen) 500 g Kartoffeln
250 g Möhren
1 Kohlrabi
250 ml Gemüsebrühe
1 EL TK-Kräuter der Provence
50 ml Sahne oder 2 EL Crème fraîche

Das Gemüse putzen, kleinschneiden und in der Gemüsebrühe in ca. 20 Minuten gar kochen. Das Gemüse pürieren, Kräuter und Sahne oder Crème fraîche unterrühren.

Tip: Kartoffelbrei wird von den meisten Kindern geliebt. Doch es muß nicht immer nur Kartoffelbrei pur sein. Gemischt mit anderen Gemüsesorten ergeben sich ganz neue leckere Geschmacksvariationen. Der Trick dabei: Man kann den Kindern so Gemüse unterjubeln, welches sie alleine nicht essen würden.

Kartoffelauflauf

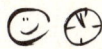

(Zutaten für 4–6 Portionen) 800 g Kartoffeln
2 kleine Zwiebeln
1 EL Olivenöl
1 Zucchino (400 g)
2 Tomaten (200 g)
1 gelbe und 1 rote Paprika
  (à 200 g)
$^{1}/_{4}$ l Milch
5 Eier
100 g geriebener Käse
Salz, Pfeffer, Muskat
125 g Salami
1 EL Butterflöckchen
1 EL Semmelmehl

Kartoffeln mit Schale fast gar kochen, pellen und in Scheiben schneiden. Zwiebeln abziehen, in kleine Würfel schneiden und im heißen Öl andünsten. Den in Scheiben geschnittenen Zucchino und kleingeschnittene Paprikas dazugeben und kurz andünsten. Tomaten abbrühen und enthäuten, die Stielansätze herausschneiden, Tomaten in Würfel schneiden. Milch mit Eiern verschlagen und mit Salz, Pfeffer und Muskat würzen.

Eine große Auflaufform fetten. Kartoffeln mit dem Gemüse und der Salami mischen und in die Auflaufform geben. Mit der Eiermilch übergießen. Butterflöckchen darauf verteilen, mit dem Käse und zum Schluß mit Semmelmehl bestreuen. Bei etwa 180 °C / Gas Stufe 2 45–50 Minuten knusprig überbacken.

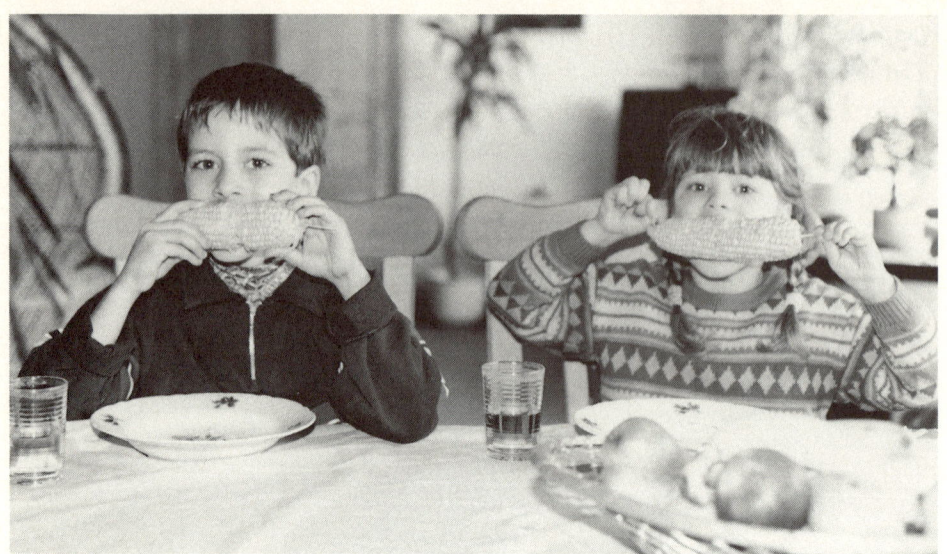

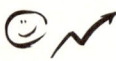 **Zucchinigratin**

(Zutaten für 4 Portionen) 1 kg Zucchini

250 g Schmand

4 Eier

200 g geriebener Käse

(z. B. Emmentaler oder Schafskäse)

Salz, Pfeffer, Muskat

1 EL Vollkornsemmelmehl

30 g Butterflöckchen

Die Zucchini waschen, die groben Enden abschneiden und die Zucchini grob raspeln. Auf einem Sieb abtropfen lassen. Zucchini mit dem Schmand, den Eiern und dem Käse vermischen, gut würzen und in eine gefettete flache Auflaufform geben. Den Auflauf mit Semmelmehl bestreuen und darauf Butterflöckchen verteilen.

Je nach Herdart bei 200 °C / Gas Stufe 3 30–40 Minuten backen.

 Tip: Nehmen Sie für pummelige Kinder statt Schmand zur Hälfte saure Sahne und Milch.

Blumenkohl-Möhren-Soufflé

(Zutaten für 4 Portionen) 1 kleiner Blumenkohl
250 g Möhren
Salz, Pfeffer, Muskat
Für die Béchamelsoße
30 g Butter
30 g Mehl
300 ml Milch
3 Eier (getrennt)
100 g geriebener Käse

Den Blumenkohl in Röschen teilen und garen. In der Zwischenzeit Möhren putzen und grob raspeln.

Für die Béchamelsoße Butter auslassen, Mehl mit einem Schneebesen unterrühren und mit der Milch aufgießen. Aufkochen lassen und von der Herdplatte nehmen. Eigelb und Käse unterrühren.

Den gegarten Blumenkohl zusammen mit den geraspelten Möhren mit Salz, Pfeffer und Muskat würzen und in eine gefettete Auflaufform geben. Soße auf dem Gemüse verteilen. Eiweiß zu Schnee schlagen und vorsichtig unter das Gemüse heben.

Dazu passen: ein Kräuter-Knoblauch-Dip (S. 147) und geräucherter Schinken.

Möhren-Hirse-Auflauf

(Zutaten für 4 Portionen) 200 g Hirse

$1/_2$ l Gemüsebrühe

500 g Möhren

1 Zwiebel

Saft von $1/_2$ Zitrone

Kräuterjodsalz, Muskat, Pfeffer

1 Bund Kerbel oder Petersilie

2 Eier

100 g geriebener Käse

100 g Schmand

Hirse abspülen. Gemüsebrühe zum Kochen bringen, Hirse dazugeben und etwa 10 Minuten bei kleiner Hitze kochen lassen.

In der Zwischenzeit die Möhren schälen, die Zwiebel pellen und beides grob raspeln. Das Gemüse zu der Hirse geben und nochmals 5–10 Minuten bei geringer Hitze garen lassen. Nach Ende der Garzeit die Hirse-Möhren-Masse mit Zitronensaft, Salz, Muskat und Pfeffer würzen und die feingehackten Kräuter unterziehen.

Die Eier mit dem Käse und dem Schmand vermischen und unter die Hirsemasse geben. Abschmecken und in eine gefettete Auflaufform geben. Bei 190 °C etwa 30 Minuten backen.

 Tip: Dieser Auflauf ist ein vollständiges Gericht. Er kann aber auch als Beilage zu gebratenem Fleisch, z. B. Hähnchenbrustfilet, verwendet werden.

Gemüsepolenta mit Käsehaube

(Zutaten für 4 Portionen) 850 ml Gemüsebrühe

200 g Maisgrieß (Polenta)

1 EL Butter

1 Zwiebel

1 Zucchino

2 Tomaten

200 g Champignons

2 EL gehackte Kräuter (z. B. Petersilie)

Kräuterjodsalz, weißer Pfeffer

150 g geriebener Käse

Gemüsebrühe aufkochen lassen. Maisgrieß einrühren und etwa 20 Minuten ausquellen lassen. Die Polenta in eine gefettete Auflaufform streichen.

Die Zwiebel pellen und das Gemüse putzen. Alles kleinschneiden, mit den gehackten Kräutern mischen, würzen und auf die Polenta schichten.

Den geriebenen Käse über den Auflauf streuen. Bei 180 °C / Gas Stufe 2 – 3 etwa 15 Minuten überbacken.

P Pinocchio-Klöße in Tomatensoße

(Zutaten für 4 Portionen) 1 Zwiebel

1 EL Olivenöl

500 ml Gemüsebrühe

200 Buchweizengrütze

1 Ei

50 g geriebener Käse

Salz, Pfeffer, Muskat

evtl. etwas Paniermehl

Für die Soße

1 Zwiebel

1 Knoblauchzehe

2 EL Olivenöl

1 Pckg. passierte Tomaten (500 g)

100 ml Wasser

Salz, Pfeffer, getrocknete Kräuter

(z.B. Thymian, Oregano, Basilikum)

Zwiebel kleinschneiden und im heißen Öl glasig dünsten, mit der Gemüsebrühe aufgießen und aufkochen lassen. Buchweizengrütze einrühren und bei kleiner Hitze etwa 15 Minuten ausquellen lassen. Den Brei etwas auskühlen lassen. Ei und Käse unterrühren und würzen. 8 Klößchen formen und in kochendes Salzwasser geben. Bei mäßiger Hitze etwa 15 Minuten ziehen lassen. Für die Soße Zwiebel in kleine Stücke schneiden und zusammen mit der zerdrückten Knoblauchzehe im heißen Öl andünsten. Passierte Tomaten und Wasser aufgießen. Gut würzen und nochmals aufkochen lassen.

 Dekorationstip: Setzen Sie auf jeden Kloß als Hut eine halbierte, ausgehöhlte Tomate. Schneiden Sie eine Möhre in kleine Stifte, und setzen Sie diese als Nase in die Klöße. Für die Augen eignen sich in Scheiben geschnittene Möhren, Gewürzgurken oder gefüllte Oliven.

Hirsotto

(Zutaten für 4 Portionen) 1 Zwiebel

1 Knoblauchzehe

2 EL Olivenöl

1 Stange Porree

2–3 Möhren

180 g Hirse

400 ml Gemüsebrühe

150–200 g Champignons

Salz, Pfeffer, Kräuter (z. B. Petersilie)

250 g saure Sahne

Zwiebel pellen, fein hacken und zusammen mit der zerdrückten Knoblauchzehe in Olivenöl andünsten. Den Porree in feine Ringe schneiden und mit den geraspelten Möhren zu der Zwiebel geben. Die Hirse hinzugeben, mit der Gemüsebrühe ablöschen und aufkochen lassen. Etwa 20 Minuten bei kleiner Hitze garen lassen.

Die Champignons in Scheiben schneiden und etwa 10 Minuten vor Ende der Garzeit hinzufügen.

Hirsotto würzen und saure Sahne unterziehen.

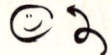

Bauernfrühstück

(Zutaten für 4 Portionen) 600 g Kartoffeln

1 große Zwiebel

2 EL Olivenöl

150 g Geflügelfleischwurst

250 g Möhren

4 Eier

4 EL Milch

Salz, Pfeffer, Muskat

Kartoffeln mit Schale gar kochen, pellen und in Scheiben schneiden.

Die kleingeschnittene Zwiebel in dem heißen Öl glasig dünsten. Die Kartoffeln dazugeben und anbraten. Die in Würfel geschnittene Wurst und die grob geraspelten Möhren ebenfalls dazugeben und alles weiterbraten. Die Eier mit der Milch und den Gewürzen verquirlen und über die übrigen Zutaten geben. Zugedeckt bei kleiner Hitzezufuhr stocken lassen. Wenn das Bauernfrühstück fest ist, mit Hilfe des Deckels oder eines großen Tellers umdrehen und auch von der anderen Seite kurz braten.

Dazu passen: Gewürzgurken, eingelegter Kürbis oder Tomaten.

Fleischgerichte

Fleisch als einer der wichtigsten Eisenlieferanten sollte zwei- bis dreimal in der Woche auf dem Speiseplan der Kinder stehen. Am besten kommen bei ihnen magere Fleischsorten (wie z. B. Geflügel) an.

Überraschen Sie Ihr Kind doch mal mit etwas ungewöhnlicheren Fleischgerichten, wie z. B. Gemüse-Hack-Rollen oder Couscous!

Himmel-und-Erde-Gratin

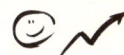

(Zutaten für 4 Portionen) 750 g Kartoffeln
3 – 4 säuerliche Äpfel
(z. B. Cox Orange)
Fett für die Form
150 g Geflügelfleischwurst
250 g Schmand
100 ml Milch
Kräuter (z. B. Rosmarin)
Salz, Pfeffer
100 g geriebener Käse

Kartoffeln mit Schale gar kochen, pellen und in Scheiben schneiden. Äpfel schälen, Kerngehäuse entfernen, Äpfel in Spalten teilen. Eine flache Auflaufform ausfetten und die Kartoffelscheiben, die Apfelspalten und die in Scheiben geschnittene Wurst ziegelartig in die Form schichten und würzen. Schmand mit der Milch mischen, mit den Gewürzen abschmecken und das Gratin damit übergießen. Den geriebenen Käse auf das Gratin verteilen und bei 200 °C / Gas Stufe 3 je nach Herdart ca. 20 – 30 Minuten überbacken.

Gemüse-Hack-Rollen

(Zutaten für 8 Pfannkuchen) *Für die Gemüsesoße*

1 Stange Porree

300 g Rinderhackfleisch

2 EL Olivenöl

2 Möhren

1–2 EL Rosinen

200 ml Wasser

Senf, Meerrettich

Salz, Pfeffer

Für den Pfannkuchenteig

200 g Weizenvollkornmehl

4 Eier

1 Prise Salz

$^1/_2$ l Milch

Zum Backen

2 EL Margarine

Den Porree in feine Ringe schneiden und zusammen mit dem Hackfleisch im Öl andünsten. Die Möhren grob raspeln und mit den Rosinen hinzufügen. Mit dem Wasser aufgießen und aufkochen lassen. Soße einkochen lassen. Mit Senf, Meerrettich, Salz und Pfeffer abschmecken.

Für den Pfannkuchenteig Mehl, Eier und Salz verrühren. Die Milch unter Rühren hinzufügen. Nacheinander Pfannkuchen in heißer Margarine von beiden Seiten goldbraun backen. Die ersten Pfannkuchen im Backofen warm halten.

Pfannkuchen jeweils mit 2 Eßlöffeln Soße bestreichen und aufrollen.

Hähnchen-Gemüse-Frikassee

(Zutaten für 4 Portionen) 300 g Brokkoli
300 g Möhren
500 g Kartoffeln
300 g Hähnchenbrustfilet
1 Bund Liebstöckel
1 l Hühnerbrühe
125 ml Sahne
8 EL heller Soßenbinder
Saft von $1/2$ Zitrone
Zucker, Pfeffer

Gemüse putzen. Brokkoli in Röschen, Möhren in Scheiben und Kartoffeln sowie das Hähnchenbrustfilet in Würfel schneiden. Gemüse und Fleisch mit dem Liebstöckel in die Brühe geben, aufkochen lassen und ca. 15 Minuten garen lassen. Sahne zusammen mit dem Soßenbinder unterrühren und die Soße noch etwas einkochen lassen. Süß-sauer abschmecken.

Tip: Für Pummelige nehmen Sie nur 50 ml Sahne.

Hähnchen-Gemüse-Pfanne
(Zutaten für 4 Portionen) 1 Zwiebel
1 Knoblauchzehe
1 EL Butter
300 g Hähnchenbrustfilet oder Putenschnitzel
3 Möhren
1 Zucchino
1 gelbe Paprikaschote
150 ml Hühnerbrühe
150 ml Sahne
Salz, Pfeffer, Paprika, getrocknetes
Basilikum

Die Zwiebel kleinschneiden und zusammen mit dem zerdrückten Knoblauch in der Butter glasig dünsten.

Das Hähnchenfleisch waschen, trockentupfen und in kleine Würfel schneiden. Zu den Zwiebeln geben und anbraten.

Das Gemüse putzen, in Streifen schneiden und hinzufügen. Alles anbraten. Mit Hühnerbrühe und Sahne aufgießen und aufkochen, danach leicht einkochen lassen. Mit den Gewürzen abschmecken.

Dazu passen: Nudeln oder Reis.

Tip: Für Pummelige die Hälfte der Sahne durch Gemüsebrühe ersetzen.

Hähnchen-Gemüse-Auflauf

(Zutaten für 4–6 Portionen) 500 g Hähnchenbrustfilet

500 g Möhren

500 g Brokkoli

200 ml Sahne

$^1/_4$ l Hühnerbrühe

1 EL Tomatenmark

200 g Kräuterfrischkäse

Salz, Pfeffer

Das Fleisch waschen und in Portionsstücke teilen. Möhren und Brokkoli putzen. Möhren in Scheiben und Brokkoli in Röschen schneiden. Das Hähnchenfleisch mit dem Gemüse in eine Auflaufform geben. Sahne mit den übrigen Zutaten verrühren, würzen und über die Fleisch-Gemüse-Mischung geben. Bei etwa 180–200 °C / Gas Stufe 2–3 50–60 Minuten backen.

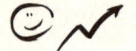

Cowboypfanne

(Zutaten für 4 Portionen) 2 Zwiebeln
ca. 400 g Schweineschnitzel
oder Rinderhackfleisch
2 EL Olivenöl
1 große rote Paprikaschote
2 EL Tomatenmark
1 Packung passierte Tomaten (500 g)
1 kleine Dose Mais
  (285 g Abtropfgewicht)
1 kleine Dose Kidneybohnen
  (500 g Abtropfgewicht)
50 – 100 ml Sahne
Salz, Pfeffer, Paprikapulver
Kräuter nach Geschmack
  (z. B. Thymian und Basilikum)

Zwiebeln achteln und in dünne Spalten schneiden. Fleisch in dünne Streifen schneiden. Die Zwiebeln zusammen mit dem Fleisch in heißem Öl anbraten. Die in kleine Stücke geschnittene Paprika sowie das Tomatenmark hinzufügen und ebenfalls kurz anbraten. Die restlichen Zutaten hinzufügen und mit den Gewürzen abschmecken. Soße noch etwas einkochen lassen.

Dazu passen: Nudeln.

Hackbällchen in Möhren-Zitronen-Soße

(Zutaten für 4 Portionen) 750 ml Gemüsebrühe

1 Lorbeerblatt

400 g Rinderhackfleisch

1 Zwiebel, gehackt

1 Ei

1 Brötchen, eingeweicht

Salz, Pfeffer, Muskat, Paprika

300 g Möhren

150 g Crème fraîche

Zitronensaft

Zucker

gehackte Petersilie

Gemüsebrühe mit Lorbeerblatt aufkochen. In der Zwischenzeit aus Hackfleisch, Zwiebelwürfeln, Ei, ausgedrücktem Brötchen und den Gewürzen einen Fleischteig herstellen. 12–16 Hackbällchen formen, in die Gemüsebrühe geben und ca. 15–20 Minuten garen lassen. Möhren schälen, grob raspeln und in den letzten 10 Minuten der Garzeit zu den Hackbällchen geben. Hackbällchen aus der Brühe nehmen.

Crème fraîche in die Brühe rühren und die Soße mit Zitronensaft und Zucker süß-sauer abschmecken. Mit gehackter Petersilie bestreut servieren.

Dazu passen: Salzkartoffeln.

Tip: Ersetzen Sie die Crème fraîche durch saure Sahne, wenn Sie für pummelige Kinder kochen.

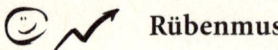

Rübenmus

(Zutaten für 4 Portionen) 1 Steckrübe (ca. 1 kg)
300 g Möhren
600 g Kartoffeln
350 ml Wasser
1 Lorbeerblatt
4 Kochwürste (Rauchenden)
Pfeffer, Salz, Muskat
1 EL Butter für
1 – 2 Zwiebeln

Das Gemüse schälen, in kleine Stücke schneiden und zusammen mit Wasser, Lorbeerblatt und den Würstchen aufkochen. Etwa 20 Minuten bei kleiner Hitze garen lassen. Die Würstchen herausnehmen und in kleine Stücke schneiden. Das Gemüse mit der Garflüssigkeit pürieren und mit den Gewürzen abschmecken.

Variation: Ohne Würstchen ist Rübenmus eine leckere Beilage zu Frikadellen oder Spiegeleiern. Wer mag, kann dazu in Butter gebratene Zwiebelringe servieren.

Wurstspieße

(Zutaten für 4 Portionen) 3 Geflügelbratwürstchen
1 gelbe Paprika
1 grüne Paprika
1 Zwiebel
8 weiße Champignons
8 Kirschtomaten (Cherry Tomaten)
2 EL Öl

Paprika und Würstchen in Stücke schneiden, Zwiebel pellen und in Spalten schneiden. Zwiebel und Paprika etwa 3 Minuten blanchieren. Auf 8 Spieße jeweils abwechselnd 1 Kirschtomate, 1 Pilz und Paprika, Zwiebel- und Würstchenstücke spießen. Spieße in zwei Partien in einer beschichteten Pfanne in erhitztem Öl auf jeder Seite 3 Minuten anbraten.

Dazu paßt: Kartoffelpüree (siehe z. B. S. 180).

Tip: Gemüse alleine ist für manche Kinder ein Graus. Wird es aber mit Würstchen auf Spieße gesteckt, macht es einen Riesenspaß, die einzelnen Stückchen genüßlich abzuknabbern.

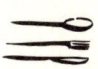

Hähnchen süß-sauer

(Zutaten für 4 Portionen) 300 g Hähnchenbrustfilet
oder Putenschnitzel
2 EL Sonnenblumenöl
1–2 rote Paprikaschoten
1 grüne Paprikaschote
1 kleine Dose Ananas
  (350 g Abtropfgewicht)
1 TL Hühnerbrühe (Instant)
1 EL Stärke
Salz, Curry, Paprikapulver
3 EL blättrige Mandeln

Hähnchenfleisch in kleine Stücke schneiden und im heißen Öl rundherum anbraten. Paprika in kleine Stücke schneiden und zu dem Fleisch geben. Weiterbraten. Ananas abgießen, Ananasstückchen ebenfalls hinzufügen. Instantbrühe mit dem Ananassaft und der Stärke verrühren und die Flüssigkeit mit Wasser auf 200 ml auffüllen. Hähnchen-Gemüse-Pfanne mit der Flüssigkeit aufgießen und aufkochen lassen. Mit den Gewürzen abschmecken und mit den gerösteten Mandeln bestreut servieren.

Couscous

(Zutaten für 4 Portionen) 700 ml Gemüsebrühe

300 g Couscous

1 EL Butter

Für die Soße

1–2 Zwiebeln

2 Knoblauchzehen

2 EL Olivenöl

500 g Rinderhackfleisch

200 g Möhren

1 kleiner Zucchino

1 EL Tomatenmark

1 Packung passierte Tomaten (500 g)

1 kleine Dose Kichererbsen
   (240 g Abtropfgewicht)

Salz, Pfeffer, Paprikapulver

gemahlener Kümmel

Die Gemüsebrühe zum Kochen bringen, Couscous einrühren und etwa 10 Minuten garen lassen. Einige Minuten ausquellen lassen. Mit Butter verfeinern.

Für die Soße die kleingeschnittenen Zwiebeln und den zerdrückten Knoblauch im heißen Öl andünsten. Rinderhack dazugeben und unter Rühren anbraten. Möhren und Zucchino vierteln und in längliche Streifen schneiden. Mit dem Tomatenmark zu dem Hack geben und nochmals weiterdünsten. Die passierten Tomaten mit der gleichen Menge Wasser dazugeben und die Hacksoße etwa 15–20 Minuten bei kleiner Hitze gar kochen. Die abgetropften Kichererbsen kurz vor Ende der Garzeit unterrühren und mit den Gewürzen abschmecken.

Linsencurry mit Putenfleisch

(Zutaten für 4 Portionen) 200 g rote Linsen

400 ml Gemüsebrühe

1–2 Zwiebeln

1 EL Butterschmalz

300 g Putenfleisch

1 gehäufter EL Vollkornmehl

1 EL Curry

1–2 Äpfel

$1/8$ l Hühnerbrühe

Saft von $1/2$ Zitrone

1 gestrichener EL Zucker

$1/8$ l Sahne

Salz, Pfeffer

Linsen in der Brühe aufkochen lassen und bei kleiner Hitze etwa 10 Minuten garen.

Die kleingeschnittenen Zwiebeln im Butterschmalz andünsten. Das geschnetzelte Putenfleisch hinzufügen und rundherum anbraten. Kleingeschnittene Äpfel dazugeben, Mehl und Currypulver mischen und über das Fleisch streuen. Brühe, Zitronensaft und Zucker, die gegarten Linsen und Sahne hinzufügen. Alles gut miteinander verrühren und nochmals aufkochen lassen, evtl. mit Salz und Pfeffer abschmecken.

Dazu paßt: Vollkornbrot oder Vollkornreis.

Paella

(Zutaten für 4 Portionen) 200 g Hähnchenbrustfilet

4 EL Olivenöl

1 Zwiebel

2 Knoblauchzehen

220 g Naturreis

1 rote Paprika

1 grüne Paprika

400 ml Hühnerbrühe

200 g Fischfilet

150 g Erbsen

100 g Krabben oder Garnelen
(ohne Schale)

Salz, Pfeffer, Paprikapulver

Safran oder Kurkuma
(für die gelbe Farbe)

Das Hähnchenfleisch waschen, abtrocknen, in Würfel schneiden und in einer großen Pfanne in heißem Öl rundherum anbraten.

Die Zwiebel und die Knoblauchzehen fein hacken und zusammen mit dem gewaschenen Reis zum Fleisch geben. Glasig dünsten. Die Paprikas putzen, in schmale Streifen schneiden und zu dem Reis geben. Alles etwa 5 Minuten braten.

Mit der Hühnerbrühe aufgießen, aufkochen und bei kleiner Hitze etwa 10 Minuten durchziehen lassen. Würzen.

Das Fischfilet waschen, würzen, in kleine Würfel schneiden und zusammen mit den Erbsen und Krabben vorsichtig unter den Reis heben. Die Paella bei kleiner Hitze etwa 15 Minuten garen lassen.

Fischgerichte

Fisch – der wertvollste Jodlieferant – sollte einmal in der Woche auf den Tisch kommen. Kinder sind allerdings nicht immer von Fisch begeistert, es sei denn, er landet in Form von Stäbchen auf ihren Tellern. Doch mehr oder weniger «versteckt» in einer Lasagne, einem Auflauf oder einer Frikadelle wird er garantiert auch Ihrem Sprößling schmecken!

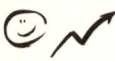

Schneller Kartoffel-Fisch-Auflauf
(Zutaten für 4 Portionen) 800 g Kartoffeln
600 g Fischfilet
Salz, Pfeffer, Zitrone
2 Zwiebeln
4 EL Butter
200 ml Sahne
1 – 2 EL Vollkornbrösel

Die Kartoffeln mit der Schale garen. Abschrecken, pellen und in Scheiben schneiden. Fischfilet waschen, säuern und würzen. Zwiebeln schälen, in dünne Ringe schneiden und in 2 Eßlöffel Butter glasig dünsten. Die Hälfte der Kartoffelscheiben mit den Zwiebeln vermengen, in eine flache Auflaufform geben und würzen. Darauf den Fisch legen und mit den restlichen Kartoffelscheiben bedecken. Nochmals würzen. Mit der Sahne übergießen, mit Semmelbröseln bestreuen und die restlichen Butterflöckchen darauf verteilen. Im vorgeheizten Backofen bei 180–200 °C je nach Herdart in etwa 15–20 Minuten backen.

Tip: Dieser Auflauf eignet sich auch sehr gut für die Mikrowelle. Die Garzeit beträgt bei 700 Watt ca. 10 Minuten.

Für pummelige Kinder die Hälfte der Sahne durch Milch ersetzen.

Fisch unter Kartoffelhaube

(Zutaten für 4 Portionen) 750 g Kartoffeln

300–350 ml Milch

1 EL Butter

Salz, Pfeffer, Muskat
(ersatzweise eine Packung
Kartoffelpüree, 3 Portionen)

600 g Fischfilet

Zitronensaft, Salz, Pfeffer

150 TK-Erbsen

200 g Möhren

Für die Béchamelsoße

30 g Butter

30 g Mehl

ca. 300 ml Milch

gehackte Petersilie, Salz, Pfeffer

100 g geriebener Käse

Kartoffeln garen und mit der heißen Milch pürieren. Mit Butter und den Gewürzen abschmecken. (Kartoffelpüree aus der Packung nach Anweisung zubereiten.)

Fischfilet waschen, mit Zitronensaft säuern und würzen. In mundgerechte Stücke schneiden. Zusammen mit den Erbsen und den grob geraspelten Möhren in eine gebutterte Auflaufform geben.

Aus Butter, Mehl, Milch, Petersilie, Salz und Pfeffer eine Kräuter-Béchamelsoße (siehe Rezept Gemüselasagne / Käsesoße, S. 176) herstellen und diese über die Fisch-Gemüse-Mischung geben. Darauf das Püree verteilen und zum Schluß mit dem geriebenen Käse bestreuen.

Je nach Herdart bei 180 °C / Gas Stufe 2–3 30–40 Minuten überbacken.

P ⌇

Fischfilet im Gemüsebett

(Zutaten für 4 Portionen) 2 Zwiebeln
1–2 EL Olivenöl
2 Zucchini (400 g)
500 g Tomaten
Kräuterjodsalz, Pfeffer
1 Bund Dill
1 Bund Petersilie
500 g Fischfilet
Saft von $1/2$ Zitrone
2 Eiweiß
100 g Gouda
1 EL Vollkornpaniermehl

Zwiebeln schälen, halbieren und in feine Ringe schneiden. Die Zwiebelringe in heißem Öl andünsten und in eine Auflaufform geben. Zucchini und Tomaten waschen und in Scheiben schneiden. Ebenfalls in die Auflaufform geben, mit Salz und Pfeffer würzen. Die gehackten Kräuter über das Gemüse streuen (ein wenig zum Garnieren beiseite legen). Das Fischfilet abspülen, mit Zitronensaft beträufeln, würzen und auf das Gemüse legen.

Eiweiß steif schlagen. Gouda reiben und zusammen mit dem Paniermehl unter den Eischnee heben. Auf dem Fischfilet verteilen. Im Backofen bei 180–200 °C / Gas Stufe 2–3, etwa 25–30 Minuten backen.

Dazu paßt: Vollkornreis.

Variation: Gekochte und in Scheiben geschnittene Pellkartoffeln mit den Zwiebeln in die Auflaufform geben und mitgaren.

Fisch-Frikassee
(Zutaten für 4 Portionen) 1 – 2 Zwiebeln

P

1 EL Butter

300 g TK-Balkangemüse

300 g Fischfilet

Zitronensaft

Kräuterjodsalz, Pfeffer

3 EL heller Soßenbinder

$1/8$ l Wasser

$1/8$ l Milch

Dill, Zucker

Zwiebeln in der Butter glasig dünsten. Das Balkangemüse hinzufügen und 5 Minuten dünsten. Das Fischfilet waschen, säuern, würzen und in kleine Stücke schneiden, zu dem Gemüse geben und ebenfalls 5 Minuten dünsten. Den Soßenbinder mit Wasser und Milch verrühren und unter den Fisch rühren. Aufkochen lassen und süß-sauer abschmecken. Mit gehackter Petersilie bestreut servieren.

Paprika-Fisch-Gulasch

(Zutaten für 4 Portionen) 500 g Fischfilet
Zitronensaft, Salz, Pfeffer
3 Zwiebeln
2 El Öl
2 rote Paprika
400 g Kartoffeln
1 EL Tomatenmark
$^1/_4$ l Gemüsebrühe
250 g Tomaten
250 g Schmand
Kräuterjodsalz, Pfeffer, Paprika
evtl. 100 g gepulte Krabben
gehackte Petersilie

Fischfilet säubern, in große Würfel schneiden, mit Zitronensaft säuern und mit Salz und Pfeffer würzen.

Zwiebeln pellen, in kleine Würfel schneiden und in dem heißen Öl dünsten. Die entkernten und in Würfel geschnittenen Paprika, die geschälten und gewürfelten Kartoffeln sowie das Tomatenmark hinzufügen und alles nochmals anschwitzen. Mit der Gemüsebrühe aufgießen und etwa 10 Minuten dünsten.

In der Zwischenzeit die Tomaten enthäuten und in Würfel schneiden. Fisch und Tomaten zum Gemüse geben und weitere 10 Minuten dünsten.

Schmand unterheben, gegebenenfalls die Krabben unterrühren und Fisch pikant abschmecken. Mit gehackter Petersilie bestreut servieren.

 Tip: Für Pummelige Schmand durch saure Sahne ersetzen.

Fischlasagne

(Zutaten für 4 Portionen) 500 g Lachsfilet
(oder anderes Fischfilet)
Zitronensaft, Salz
1 Packung TK-Rahmspinat (450 g)
100 ml Sahne
100 ml Vollmilch
100 g geriebener Käse und
2 – 3 EL zum Bestreuen
1 Knoblauchzehe
Muskat, Pfeffer
10 Lasagneblätter

Fischfilet waschen, mit Zitronensaft beträufeln, salzen und in mundgerechte Stücke schneiden.

Rahmspinat auftauen lassen und mit 50 ml Sahne, Milch und 100 g geriebenem Käse vermengen. Mit dem zerdrückten Knoblauch und den Gewürzen abschmecken.

Eine rechteckige Auflaufform mit Lasagneblättern auslegen. Spinatsoße, Fisch und Lasagneblätter abwechselnd einschichten. Mit Lasagnenudeln und Soße abschließen. Die Soße mit restlicher Sahne übergießen und restlichem geriebenem Käse bestreuen.

Bei 200 °C im Backofen ca. 30 Minuten backen.

Fischfrikadellen

(Zutaten für ca. 14 Stück) 3 altbackene Brötchen
500 g Fischfilet
1 Zwiebel, 1 Knoblauchzehe
1 Bund Petersilie
1 EL Olivenöl
3 Möhren
1 kleiner Zucchino
1 Ei
Salz, Pfeffer, 1 EL Zitronensaft
evtl. etwas Semmelmehl

Brötchen in kaltem Wasser einweichen und mit den Händen ausdrücken. Fischfilet mit dem Pürierstab zerkleinern. Zwiebel in Würfel schneiden. Zwiebelwürfel mit dem zerdrückten Knoblauch und der gehackten Petersilie in heißem Öl kurz dünsten.

Möhren und Zucchino putzen, grob raspeln und zu den Zwiebeln geben. Kurz dünsten.

Den pürierten Fisch mit den ausgedrückten Brötchen und der Gemüsemischung sowie dem Ei gründlich mischen. Mit Salz, Pfeffer und Zitronensaft abschmecken.

Mit angefeuchteten Händen gleich große Frikadellen formen und diese in heißem Öl von jeder Seite ca. 10 Minuten goldbraun braten.

Dazu passen: Blattspinat, Salzkartoffeln und Senfsoße (Seite 153).

Süße Hauptgerichte und Desserts

Süße Gerichte kommen bei Leckermäulern immer gut an. Zubereitet mit Vollkorngetreide, Obst oder Gemüse schmecken sie nicht nur gut, sondern sind zudem gesund und dürfen ruhig einmal in der Woche auf dem Speiseplan stehen.

Apfelsuppe mit Quarkknödel

P

(Zutaten für 4 Portionen) *Für die Knödel*

250 g Magerquark

1 EL Honig

1 Ei

40 g Weizenvollkorngrieß

2 EL gemahlene Mandeln

evtl. etwas Zimt

Für die Suppe

900 g säuerliche Äpfel

3 EL Zucker

1 Zimtstange

Saft einer Zitrone

500 ml Apfelsaft, naturtrüb

Aus den angegebenen Zutaten einen Teig zubereiten und diesen zugedeckt im Kühlschrank etwa eine halbe Stunde quellen lassen.

In der Zwischenzeit die Äpfel schälen und in Spalten schneiden. Mit den übrigen Zutaten in einem Topf aufkochen lassen. Die Zimtstange entfernen und die Hälfte der Apfelspalten pürieren.

Aus dem gut gekühlten Knödelteig mit dem Eßlöffel Klößchen abstechen und diese in die Suppe geben. Bei kleiner Hitzezufuhr zugedeckt etwa 10 Minuten ziehen lassen. Die Quarkknödel sind gar, wenn sie nach oben steigen.

Tip: Die Apfelsuppe schmeckt am besten gut gekühlt als erfrischende Sommermahlzeit!

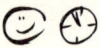 **Möhren-Apfel-Auflauf**

(Zutaten für 3–4 Portionen) 400 ml Milch

1 Prise Salz
2 EL Zucker
4 EL Vollkorngrieß
1 Prise Vanille-Aroma
2 EL Zitronensaft
200 g Schmand
3 Eier (getrennt)
250 g Möhren
3 mittelgroße, säuerliche Äpfel
   (z. B. Cox Orange)
75 g gehackte Haselnüsse
nach Geschmack 2–3 EL Rosinen
Butter zum Ausfetten der Form

Milch mit Salz und Zucker aufkochen, Grieß einrühren, etwa 5 Minuten ausquellen lassen. Den Brei von der Herdplatte nehmen, Vanille, Zitronensaft, Schmand und Eigelb mit einem Schneebesen unterrühren. Möhren und Äpfel schälen. Die Möhren auf der feinen Seite, die Äpfel auf der groben Seite der Gemüsereibe direkt in den Grießbrei reiben. Die Haselnüsse hinzufügen, das steif geschlagene Eiweiß vorsichtig unterheben und die Masse in eine gefettete Auflaufform geben. Je nach Herdart bei 180–200 °C / Gas Stufe 2–3 etwa 35–40 Minuten backen.

Dazu paßt: warme Vanillesoße.

 Tip: Für pummelige Kinder tauschen Sie Milch aus durch fettreduzierte Milch und Schmand durch saure Sahne.

Apfelauflauf mit Vollkorngrieß

(Zutaten für 4 Portionen) $^3/_4$ l Milch

1 Prise Jodsalz
100 g Vollkorngrieß
250 g Magerquark
2 Eier (getrennt)
90 g Honig
500 g Äpfel
50 g Rosinen
3 EL Vollkornhaferflocken
$^1/_2$ TL Zimt
Fett für die Form
3 EL Sonnenblumenkerne
oder Haferflocken

Die Milch mit Salz aufkochen lassen. Den Vollkorngrieß einrühren und 5 Minuten bei kleiner Hitze ausquellen lassen. Quark, Eigelb und Honig cremig schlagen. Das Eiweiß steif schlagen und mit dem Grießbrei unter die Eigelbmasse heben. Die Äpfel in Stücke schneiden und mit Rosinen, Haferflocken und Zimt mischen.

Die Hälfte der Grießmasse in eine ausgefettete Form füllen, die Apfelmischung und restliche Grießmasse daraufgeben und mit Sonnenblumenkernen oder Haferflocken bestreuen.

Den Auflauf je nach Herdart bei 180–200 °C / Gas Stufe 2–3 45–50 Minuten backen.

Tip: Für pummelige Kinder fettreduzierte Milch nehmen.

P Omas Fliederbeersuppe mit Grießklößchen

(Zutaten für 4 Portionen) 500 ml Fliederbeersaft, ungesüßt

500 ml Wasser

150 g Zucker

Saft und Schale von 1/2 Zitrone

1 TL Zimt

2 Gewürznelken

40 g Sago

3 Äpfel

Für die Grießklöße

250 ml Milch

90 g Weizenvollkorngrieß

1 EL Honig

1 Eigelb

Fliederbeersaft mit Wasser, Zucker, Zitronensaft und -schale und den Gewürzen aufkochen lassen. Sago hinzufügen und etwa 15 Minuten bei kleiner Hitze köcheln lassen.

In der Zwischenzeit für die Grießklöße die Milch aufkochen lassen. Grieß und Honig einrühren und etwa 5 Minuten ausquellen lassen. Von der Herdplatte nehmen und das Eigelb unterrühren. Mit 2 Eßlöffeln ca. 12 Klößchen abstechen. Grießklöße und die geschälten und in Spalten geschnittenen Äpfel in die immer noch köchelnde Fliederbeersuppe geben, darin gar ziehen lassen. Die Klößchen sind gar, wenn sie nach oben steigen. Die Nelken aus der Suppe entfernen.

Milchreis mit Früchten

(Zutaten für 3–4 Portionen) 250 g Vollkornrundreis

1 l Milch

1 Zimtstange

2–3 Äpfel

3 EL gehackte Nüsse

2–3 EL Rosinen

Zimt

Honig nach Geschmack

Reis auf einem Sieb heiß waschen. Milch aufkochen, Reis mit der Zimtstange hinzufügen und bei kleiner Hitzezufuhr etwa 30–40 Minuten ausquellen lassen.

Äpfel schälen, grob raspeln und mit den übrigen Zutaten zu dem Reis geben.

Tips: Für pummelige Kinder fettreduzierte Milch nehmen.

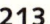

Anstelle von Äpfeln und Rosinen können beliebige andere frische Früchte zum Milchreis serviert werden: z. B. Erdbeeren, Himbeeren und Blaubeeren.

Milchreis läßt sich hervorragend in der Mikrowelle zubereiten (bei 180 Watt ausquellen lassen): Er brennt nicht an. Wenn er vorprogrammiert wird, kann das Essen trotz Abwesenheit bei Ankunft fertig sein.

Wenn Milchreis übrigbleibt, können daraus Reisplätzchen hergestellt werden (*siehe* Rezept Seite 170).

Hirsedessert mit Fruchtsahne

(Zutaten für 4 Portionen) 150 g Hirse

$^1/_2$ l Milch

abger. Schale einer unbeh. Zitrone

etwas Naturvanille

1 Banane

Saft von $^1/_2$ Zitrone

1 EL Honig

Zimt

150 g Schlagsahne

2 EL Pistazien

Hirse heiß abwaschen und zusammen mit der Zitronenschale und der Vanille in die kochende Milch geben. Bei geringer Hitze etwa 30 Minuten ausquellen lassen.

Banane zerdrücken und mit dem Zitronensaft verrühren. Mit Honig und Zimt abschmecken. Die Sahne steif schlagen und mit dem Bananenmus verrühren. Mit dem abgekühlten Hirsebrei verrühren. Mit gehackten Pistazien bestreut servieren.

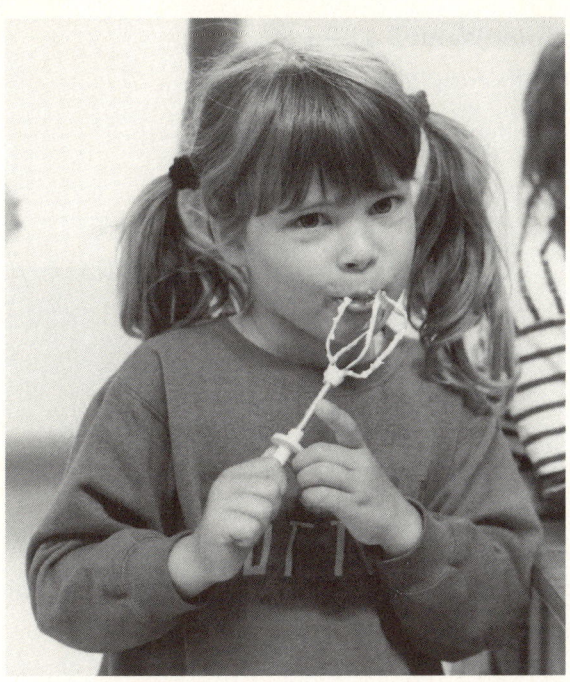

Ananas-Kokos-Quark

(Zutaten für 4 Portionen) 250 g Quark (20 % Fett)
etwas Milch
1 TL Honig
etwas Naturvanille
2 EL Kokosraspel
4 Scheiben frische Ananas

Den Quark mit etwas Milch cremig rühren und mit Honig und Vanille abschmecken.

Die Kokosraspel in einer trockenen Pfanne rösten und zusammen mit der in Stücke geschnittenen Ananas unter den Quark rühren.

Tip: Nehmen Sie Magerquark, wenn Sie den Quark für pummelige Kinder zubereiten.

☺ M **Bratäpfel mit Marzipan-Walnuß-Füllung**
(Zutaten für 4–6 Stück) 4 Äpfel
100 g Marzipanrohmasse
75 g Crème fraîche
3–4 EL Orangensaft
50 g Walnußkerne
40 g Rosinen
1 Prise Zimt
4 TL Butter
4 TL Honig

Die Kerngehäuse mit einem Apfelausstecher aus den Äpfeln entfernen, das Loch mit einem Teelöffel noch etwas vergrößern.

Die Marzipanrohmasse mit Crème fraîche und dem Orangensaft glattrühren. Mit gehackten Walnußkernen, Rosinen und Zimt mischen.

Die Äpfel in eine feuerfeste Form setzen und mit der Marzipanmasse füllen. Auf jeden Apfel ein kleines Stück Butter und einen kleinen Teelöffel Honig geben.

Die Äpfel im vorgeheizten Backofen bei 200 °C / Gas Stufe 3 etwa 30 Minuten braten.

(In der Mikrowelle bei 700 Watt, abhängig von der Größe der Äpfel, etwa 6–8 Minuten.)

Knusperäpfel

(Zutaten für 4 Stück) 2 große Äpfel (z. B. Cox Orange)
80 g Müsli
30 g Butter
1 TL Zitronensaft
100 g Schlagsahne
4 Kugeln Vanilleeis

Die Äpfel halbieren, die Kerngehäuse entfernen. Das Müsli mit Butter und dem Zitronensaft verkneten und in die Apfelhälften füllen. Eine feuerfeste Form mit etwas Butter einfetten, die Äpfel hineingeben und im Backofen bei ca. 200 °C / Gas Stufe 3 30 Minuten braten.

Mit Vanilleeis und Schlagsahne anrichten.

P **Wackelpeter, selbstgemacht**
(Zutaten für 4–6 Portionen) 10 Blatt Gelatine
750 ml Saft nach Wahl
(z. B. Apfel-, Kirsch-, Multi-
vitaminsaft)
2 EL Honig
1 TL Zimt
$1/2$ TL Naturvanille

Gelatine einweichen. Saft mit Honig und den Gewürzen erhitzen. Die eingeweichten Gelatineblätter darin lösen. Die Flüssigkeit in eine Schüssel füllen und kalt stellen.

Tip: Ergänzen Sie den Wackelpeter mit frischen Früchten der Saison (z. B. Erdbeeren, Himbeeren oder kleingeschnittene, gedünstete Äpfel gemischt mit Rosinen). Geben Sie die kleingeschnittenen Früchte in den Saft, wenn er zu gelieren anfängt.

Dazu passen: Vanillesoße oder eine Mischung aus saurer Sahne mit Sahne und Vanillinzucker.

Tiramisu

(Zutaten für 6 Portionen) 100 g Vollmilchschokolade

250 g Quark (20 % Fett)

ca. 100 ml Milch

12 Zwiebäcke

200–250 ml Kakao

Kakaopulver zum Bestäuben

M

Die Schokolade im Wasserbad oder in der Mikrowelle (bei 360 Watt 3–4 Minuten) schmelzen. Quark mit Milch cremig rühren, Schokolade unterrühren.

Eine Form mit der Hälfte der Zwiebäcke auslegen und mit der Hälfte des Kakaos tränken. Die Hälfte des Schokoladenquarks darüberstreichen und mit den restlichen Zwiebäcken belegen, wieder tränken, mit dem übriggebliebenen Quark bestreichen und zum Schluß mit Kakaopulver bestreuen. Im Kühlschrank etwa 3 Stunden durchkühlen lassen.

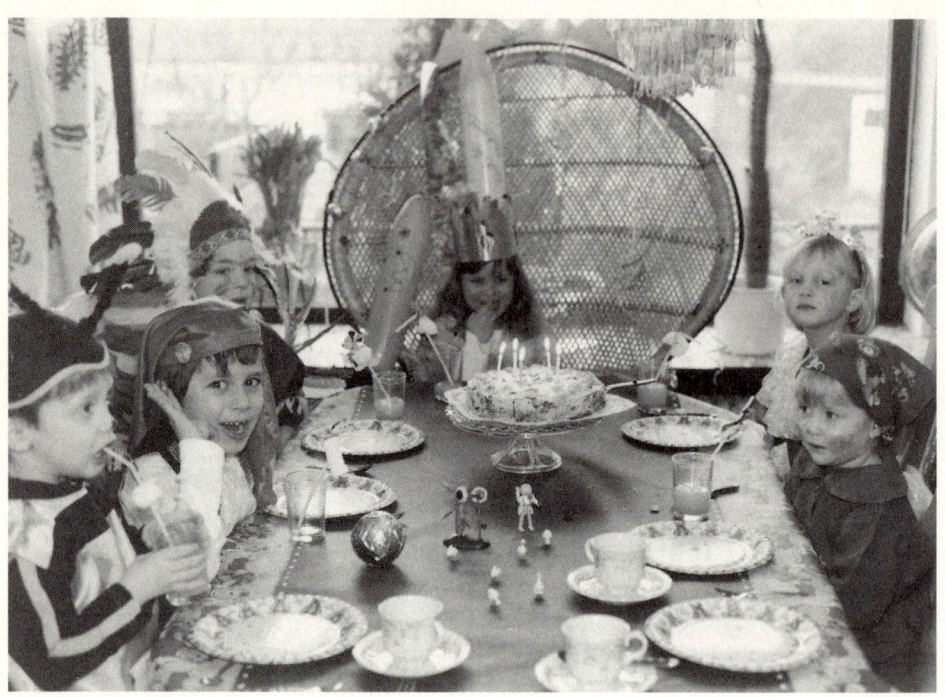

Leckeres zum Kindergeburtstag und anderen Festen

Planen Sie gemeinsam mit Ihrem Kind, welche Leckereien es zu seinem Ehrentage geben soll, und bereiten Sie alles gemeinsam vor: für die Nachmittags-Tafel z. B. kleine Kuchen und zum Abendbrot Würziges. Besonders gut kommt an, wenn die Gäste ihr Essen selbst bereiten können, wie z. B. bei der Burgerparty oder der Zwergengemüsepizza.

Getränke

Kinderpunsch

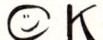

(Zutaten für 1 Portion) 100 ml Apfelsaft
100 ml Orangensaft
Zimt, gemahlene Nelken

Saft miteinander vermischen und mit 1 Prise Zimt und Nelkenpulver würzen. In der Mikrowelle oder auf der Herdplatte erhitzen.

Variation: Dieser Punsch kann beliebig variiert werden, z. B. mit Fliederbeersaft, Früchtetee oder Weihnachtstee.

Erfrischende Bowle

(Zutaten für 8 – 10 Portionen) 750 g Früchte der Saison
(z. B. Erdbeeren, Pfirsiche,
Ananas, Kiwi)
1 Flasche Apfel- oder
heller Traubensaft (0,7 l)
1 Flasche Birnensaft (0,7 l)
Saft einer Zitrone
2 Flaschen Mineralwasser (0,7 l)
evtl. Eiswürfel

Obst schälen und in Stücke schneiden. Mit den Säften übergießen und für 3 – 4 Stunden im Kühlschrank ziehen lassen. Kurz vor dem Servieren mit dem Mineralwasser aufgießen.

Tip: Besonders erfrischend ist es, wenn Sie Orangensaft zu Eiswürfeln gefrieren und diese kurz vor dem Servieren in die Bowle geben.

K Erdbeer-Ananas-Saft

(Zutaten für 6–8 Portionen) 1000 g Erdbeeren
500 ml Ananassaft
Vanille-Aroma oder Vanillezucker
Zur Dekoration
Erdbeeren und Ananasstückchen

Erdbeeren vorbereiten und pürieren. Die Erdbeeren mit dem Ananassaft mischen und evtl. mit Vanille abschmecken.

K Exotisches Getränk

(Zutaten für 8 Portionen) 1 Mango oder 2–3 Nektarinen
300 ml Orangensaft
300 ml Ananassaft
150 ml Sahne
einige Kiwi-Scheiben und Ananasstückchen

Das Fruchtfleisch kleinschneiden und pürieren und mit den gut gekühlten Zutaten verquirlen. Mit Kiwi-Scheiben und Ananasstückchen garnieren.

K Goldener Schaum

(Zutaten für 8 Portionen) 500 ml Möhrensaft
250 ml Ananassaft
125 ml Bananensaft

Die gut gekühlten Zutaten mit dem Mixer verquirlen.

Zur Dekoration einige Bananenscheiben und Ananasstückchen aufspießen.

Quark-Rosinen-Törtchen

(Zutaten für 24 Stück) 200 g Butter oder Margarine
200 g Zucker
1 Prise Salz
1 Päckchen Vanillezucker
1 unbehandelte Zitrone
4 Eier
250 g Magerquark
250 g Weizenvollkornmehl
50 g Speisestärke
$^1/_2$ Päckchen Backpulver
200 g Rosinen

Butter oder Margarine mit Zucker, Salz, Vanillezucker, abgeriebener Zitronenschale und den Eiern schaumig rühren. Den Quark unterrühren.

Vollkornmehl mit Stärke und Backpulver mischen und unter den Teig rühren.

Die Rosinen waschen, in Mehl wenden und unterrühren.

Den Teig in gefettete Muffinformen oder in jeweils zwei Papierförmchen geben. Bei 180 °C / Gas Stufe 2 ca. 25 Minuten backen.

☺ K **Fruchtige Muffins**

(Zutaten für 12 Stück) 150 g Weizenvollkornmehl
150 g Weizenmehl (Type 405)
2 Eier
$^1/_2$ Päckchen Backpulver
180 g Zucker
250 g Schmand
100 ml Öl
Zimt nach Geschmack
50 g gehackte Haselnüsse
150–200 g kleingeschnittene Früchte
(z. B. Rhabarber, Blaubeeren oder
Äpfel)

Teigzutaten verrühren und zu einem geschmeidigen Teig verarbeiten. Früchte hinzugeben. Den Teig in gefettete Muffinformen oder in kleine Papierförmchen geben und bei 180–200 °C/Gas Stufe 2–3 ca. 15–20 Minuten backen.

Kleine Amerikaner

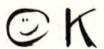

(Zutaten für ca. 30 Stück) 100 g Butter
75 g Zucker
1 Päckchen Vanillinzucker oder
   etwas Vanille-Aroma
1 Prise Salz
2 Eier
200 g Weizenvollkornmehl
150 g Weizenmehl (Type 405)
1 Päckchen Backpulver
8 EL Milch
Zur Dekoration
150 g Puderzucker
2 – 3 EL Zitronensaft
   (ersatzweise Schokoladen-
   Kuvertüre)
Schokolinsen
Gummibärchen

Die weiche Butter schaumig rühren. Zucker, Vanillinzucker und
Salz sowie nach und nach die Eier unterrühren.

Beide Mehlsorten und Backpulver gut vermischen und abwechselnd mit der Milch zu dem Teig geben, der Teig muß eine zähflüs-
sige Konsistenz haben.

In eine Spritztülle füllen und Teigtupfer (etwa 1 EL) auf ein mit
Backpapier belegtes Backblech spritzen.

Bei 180 °C/Gas Stufe 2 etwa 15 – 20 Minuten hellbraun backen.

Puderzucker mit dem Zitronensaft verrühren und die erkalteten
Amerikaner mit dem Zitronenguß bestreichen. (Oder mit der im
Wasserbad geschmolzenen Kuvertüre.) Evtl. mit Schokolinsen und
Gummibärchen dekorieren.

K **Mandelhörnchen**

(Zutaten) 200 g Marzipanrohmasse

2 Eiweiß

100 g Zucker

1 EL Vanillinzucker

100 g Weizenvollkornmehl

1 Eigelb

50 g Mandelblättchen

100 g Vollmilchschokolade oder Kuvertüre

Marzipan mit dem Eiweiß zu einer geschmeidigen Masse verarbeiten. Zucker, Vanillinzucker und Mehl nach und nach unterrühren. Kleine Hörnchen formen und diese auf ein mit Backpapier ausgelegtes Blech geben. Mit dem Eigelb bestreichen und mit den Mandelblättchen bestreuen. 10–15 Minuten bei 175–200 °C / Gas Stufe 2–3 backen.

Schokolade im Wasserbad oder in der Mikrowelle auflösen. Die Enden der abgekühlten Hörnchen in die flüssige Schokolade tauchen.

 Tip: Der Teig ist ziemlich klebrig. Er läßt sich am besten mit Hilfe eines Löffels formen.

Apfelwaffeln mit Zimtsahne

(Zutaten für 4 Portionen) 125 g weiche Butter

100 g Zucker oder Honig

1 Teelöffel Vanillinzucker

2 Eier

125 g Weizenvollkornmehl

1 TL Backpulver

70 ml Milch

50 g gehackte Haselnußkerne

125 g säuerliche Äpfel

1 Prise Salz

etwas Zimt

Zimtsahne

200 ml Sahne

1 TL Zimt

1 TL Zucker oder Honig

Butter mit Zucker oder Honig und Vanillinzucker schaumig rühren. Die Eier trennen. Das Eigelb unter die Buttermasse rühren. Das Mehl mit dem Backpulver mischen und abwechselnd mit der Milch unter den Butterschaum rühren. Haselnüsse und geraspelte Äpfel ebenfalls unterrühren. Eiweiß mit Salz zu steifem Schnee schlagen und mit dem Zimt vorsichtig unter den Teig heben.

Den Teig portionsweise im gefetteten Waffeleisen backen.

Für die Zimtsahne die Sahne steif schlagen. Zimt unterrühren und mit Zucker oder Honig süßen.

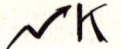

Schokoküßchentorte

(Zutaten für 1 Torte) 1 Fertig-Biskuit-Tortenboden
Füllung
12 große Schokoküsse
1 EL Zitronensaft
250 g Magerquark
400 ml Sahne
Zur Dekoration
8 kleine Schokoküßchen
bunte Streusel

Von den großen Schokoküssen Waffelböden abnehmen. Schaummasse und Schokoüberzug zerdrücken und mit dem Zitronensaft und dem Quark verrühren.

Die steif geschlagene Sahne unterheben und die Quarkmasse auf den Tortenboden streichen.

Die kleinen Schokoküßchen längs halbieren und zur Dekoration rundherum auf die Torte legen. Mit bunten Streuseln bestreuen.

Müsliriegel

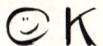

(Zutaten für 1 Backblech) 100 g Datteln
(oder Trockenpflaumen)
100 g getrocknete, ungeschwefelte
Aprikosen
2 Äpfel
50 g gehackte Haselnußkerne
50 g Sesamsamen oder
Kokosraspel
50 g Sonnenblumenkerne
3 EL Rosinen
150 g Weizenvollkornmehl
150 g grobe Haferflocken
3 EL Sonnenblumenöl
250 ml Wasser
1 TL Jodsalz
Honig, Zimt, Vanille-Aroma
längliche, große Backoblaten

Die Datteln entkernen und mit den Aprikosen in kleine Stücke schneiden. Die Äpfel schälen und grob raspeln. Alle Zutaten miteinander verrühren und zu einem Teig verarbeiten. Mit Honig, Zimt und Vanille abschmecken.

Ein Backblech mit Backpapier auslegen, darauf gleichmäßig die Backoblaten verteilen. Den Teig daraufstreichen und bei 180 °C/ Gas Stufe 2 ca. 30 Minuten backen.

Den noch warmen Teig in längliche Streifen schneiden und auskühlen lassen.

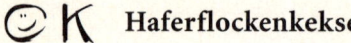 **Haferflockenkekse**

(Zutaten für ca. 50 Stück) 250 g kernige Haferflocken

100 g Weizenvollkornmehl

100 g geriebene Haselnußkerne

2 Eier

6 EL Wasser

150 g Honig

$^1/_2$ TL Vanillepulver

2 TL Backpulver

200 g weiche Butter oder

Margarine

Alle Zutaten miteinander vermengen. Mit zwei Teelöffeln kleine Teighäufchen formen und auf ein gefettetes Blech setzen. Bei 180–200 °C / Gas Stufe 2–3 etwa 15 Minuten backen.

Früchtekugeln

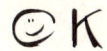

(Zutaten für 30–35 Stück) 100 g getrocknete, ungeschwefelte
Aprikosen
100 g getrocknete Pflaumen
8 EL Orangensaft
150 g Datteln
100 g kernige Haferflocken
1 TL Zimt
1 EL Honig
Schale einer unbehandelten Zitrone
Zum Wälzen
Kokosflocken, gehackte Nüsse
Sesamsamen

Aprikosen und Pflaumen in kleine Stücke schneiden und mit
Orangensaft begießen. Über Nacht einweichen lassen. Datteln ent-
kernen und zusammen mit den eingeweichten Pflaumen und
Aprikosen pürieren. Die übrigen Zutaten unterrühren.

Mit feuchten Händen kleine Kugeln rollen und diese je nach Geschmack in Kokosflocken, gehackten Nüssen oder Sesamsamen
wälzen. In einem gut verschließbaren Gefäß im Kühlschrank aufbewahren.

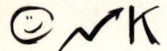

Bananen-Schoko-Crossies

(Zutaten für etwa 10 Stück) 1 Packung helle Kuchenglasur
30 g Cornflakes
1 Banane

Kuchenglasur nach Anweisung auf der Packung schmelzen und in eine kleine tiefe Schale geben.

Cornflakes auf einen Teller füllen. Banane schräg in Scheiben schneiden und in den Cornflakes wenden, Cornflakes dabei gut andrücken.

Bananen-Crossies mit einer Gabel in die Schokolade tauchen und auf Pergamentpapier setzen. Mit den restlichen Cornflakes bestreuen und kühl stellen.

Würziges

Pizzabrötchen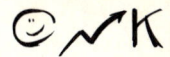

(Zutaten für ca. 10–12 Brötchen) 150 g gekochter Schinken
150 g Salami
1 rote Paprika
100 g Champignons
3–4 Tomaten
1 kleine Dose Mais
(285 g Abtropfgewicht)
200 g geriebener Käse
200 g Schlagsahne
Salz, Pfeffer
getrocknete Kräuter:
Oregano,
Basilikum, Thymian
10–12 runde Brötchen oder
Baguettescheiben

Schinken, Salami, Paprika, Champignons und Tomaten kleinschneiden, mit dem abgetropften Mais, dem Käse und der Sahne
mischen und gut würzen.

Die Masse auf die aufgeschnittenen Brötchenhälften streichen
und etwa 10 Minuten im vorgeheizten Backofen bei 180–200 °C /
Gas Stufe 2–3 überbacken.

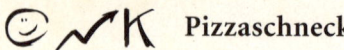

Pizzaschnecken

(Zutaten für ca. 20 Stück) Für den Teig

150 g Magerquark

2 EL Milch

5 EL Öl

1 Ei

1 Päckchen Backpulver

150 g Weizenvollkornmehl

150 g Weizenmehl

$^1/_2$ TL Salz

Für die Füllung

1 kleine Dose Tomatenmark (70 g)

75 g geriebener Käse

1 Knoblauchzehe, durchgepreßt

2–3 EL Olivenöl

getrocknete Kräuter: Basilikum,

Oregano, Thymian

Die Zutaten für den Quark-Öl-Teig miteinander vermischen und gut durchkneten. Teig kühlen, während die übrigen Zutaten vorbereitet werden.

Für die Füllung die übrigen Zutaten vermengen und mit den Kräutern abschmecken.

Den Teig zu einem Rechteck ausrollen und mit der Füllung bestreichen. Von der schmaleren Seite her aufrollen und in ca. 1 $^1/_2$–2 cm breite Schnecken schneiden.

Bei 180–200 °C / Gas Stufe 2–3 15–20 Minuten backen.

Zwergen-Gemüse-Pizzas

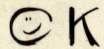

(Zutaten für 12 Stück) *Für den Hefeteig*

250 g Weizenvollkornmehl

250 g Weizenmehl (Type 405)

1 Packung Trockenhefe

250 ml lauwarmes Wasser

2 EL Olivenöl

1 TL Salz

Belag

1 Packung passierte Tomaten (500 ml)

Salz, Pfeffer, Knoblauch

Oregano, Basilikum

1 – 2 Paprikaschoten (in Streifen)

1 – 2 Zucchini (in Würfeln)

2 – 3 Möhren (geraspelt)

2 – 3 Tomaten (gewürfelt)

1 kleine Dose Mais

100 g Champignons (in Scheiben)

1 – 2 Zwiebeln (in Ringen)

200 g geriebener Käse

Aus den angegebenen Zutaten einen Hefeteig bereiten und diesen 20 Minuten gehen lassen. Den Teig nochmals durchkneten und in 12 Stücke teilen. Jedes zu einem kleinen Fladen ausrollen und auf ein gefettetes Backblech legen. Nochmals 10 Minuten gehen lassen, dann bei 200 °C/Gas Stufe 3 10 Minuten vorbacken.

Aus den passierten Tomaten und den Gewürzen eine Soße bereiten und die Fladen damit bestreichen. Je nach Geschmack mit Gemüse belegen und mit Käse bestreuen.

Nochmals bei 200 °C/Gas Stufe 3 10 Minuten backen.

Tip: Für ein Fest backen Sie am besten die Fladen vor und lassen Sie diese von den Kindern selbst belegen, z. B. zu lustigen Gesichtern geformt.

K Burger-Party

(Zutaten) fertige Bratlinge und Frikadellen (z. B. Getreide-Nuß-
Frikadellen, Fischfrikadellen, *siehe Seite 169 und 208*)
Tomatenketchup
selbstgemachtes Kräuter-Joghurt-Dip
(oder andere Dips)
Salatblätter
Gurken- und Radieschenscheiben
Tomatenscheiben
Zwiebelringe
kleine Fladenbrote oder
Vollkornbrötchen

Bratlinge und Frikadellen sowie die Dips können bereits am Vortag zubereitet werden.

Für das Fest richten Sie alle Zutaten als Bufett an. Die Kinder können dann nach Belieben ihre Brote selbst zusammenstellen und dekorieren.

 Tip: Läßt sich gut vorbereiten!

Eßblumen fürs Bufett **K**

(Zutaten für 4 Portionen) 1 Chicorée

2 kleine Orangen

$^1/_2$ Banane

1 TL Zitronensaft

100 g Frischkäse

$^1/_2$ TL Honig, Salz, Pfeffer

$^1/_2$ rote Paprika

Den Chicorée der Länge nach in der Mitte durchschneiden. Den inneren bitteren Strunk entfernen. Die einzelnen Blätter auseinandernehmen und kurz waschen. Chicoréeblätter sternenförmig auf 1–2 große Teller verteilen. Die Orangen sorgfältig schälen, möglichst auch die weiße Innenhaut entfernen, dann vorsichtig zu einer «Blüte» aufbiegen (am unteren Ende sollten die Schlitze noch zusammenhängen). Diese Orangenblüten auf die Mitte der Chicoréekränze setzen.

Die Banane schälen und mit einer Gabel fein zerdrücken, gleich mit Zitronensaft vermengen. Bananenbrei und Frischkäse vermischen. Mit Honig, Salz und Pfeffer abschmecken und in die Orangenrosetten geben. Als Abschluß die in kleine Würfel geschnittene Paprika darüberstreuen.

Tip: Diese Eßblumen sind der Schmuck eines jeden Bufetts und zaubern gerade im grauen Winter ein wenig Sonne auf den Tisch.

K **Stockbrot fürs Indianerfest**
(Zutaten für etwa 8 Portionen) 1 Würfel frische Hefe
(oder 1 Päckchen Trockenhefe)
500 g Mehl
250 ml Milch
125 g flüssige Margarine
2 TL Salz

Aus den angegebenen Zutaten einen Hefeteig bereiten; den Teig eine halbe Stunde gehen lassen, bis er sich verdoppelt hat.

Den Teig in 8 Kugeln teilen und zu Schlangen formen. Spiralförmig jeweils um nicht zu trockene Stöcke wickeln.

Stöcke über die Glut eines Lagerfeuers oder Grills halten und so lange drehen, bis der Teig hellbraun ist.

Kochen für das kranke Kind

Zur Unterstützung des Heilungsprozesses sollte das kranke Kind nichts zu essen erhalten, was seinen Magen oder Stoffwechsel belastet. So hilft z. B. die klassische Hafer- oder Gerstengrütze bei Magen- und Darmerkrankungen; angereichert mit geriebenen Äpfeln oder zerdrückter Banane ist sie sogar ziemlich schmackhaft.

Fiebernde Kinder sollten möglichst viel zu trinken erhalten. Geben Sie Ihrem Kind am besten Lindenblütentee oder verwöhnen es mit frisch gepreßtem Orangensaft. Sobald der Appetit wieder da ist, servieren Sie ihm am besten frisches Obst und Joghurt, Quarkspeisen oder leichte Puddings.

Heidelbeertee (bei Durchfall)

(Zutaten) 2 TL getrocknete Heidelbeeren
$1/4$ l Wasser

Heidelbeeren zerstoßen und in eine Kräuterteetasse (mit Deckel) geben. Mit dem nicht mehr kochenden Wasser übergießen und zugedeckt (so können die ätherischen Öle nicht entweichen) 10 Minuten ziehen lassen. Geben Sie die Tropfen am Deckel wegen der ätherischen Öle mit in den Tee. Durch ein Teesieb absieren.

Tee-Cola-Mischung (bei Erbrechen)

(Zutaten) 2 TL Schwarzteeblätter
1 l Wasser
Cola
2 gehäufte EL Zucker
$^1/_3$ TL Salz
Saft einer Zitrone

Aus dem Schwarztee einen dünnen Tee herstellen. Dabei ersten Aufguß drei Minuten ziehen lassen (nicht verwenden), zweiten Aufguß 10 Minuten ziehen lassen. Tee mit Cola 1:1 mischen, Zucker, Salz und Zitrone unterrühren.

Gut gekühlt teelöffelweise geben.

Hafer- oder Gerstengrütze (Schonkost)

(Zutaten für 1 Portion) 250 ml Wasser
1 TL Gemüsebrühe
2 EL zarte Haferflocken oder
Gerstengrütze

Das Wasser mit der Brühe zum Kochen bringen, die Flocken oder die Grütze einrühren und bei kleiner Hitze etwa 5 Minuten kochen lassen.

Variation: Ergänzen Sie den Brei mit fein geriebenem Apfel, zermuster Banane oder geraspelten Möhren, die in dem Brei mitgegart werden.

Möhrensuppendiät (bei Durchfall)

(Zutaten für 4 Portionen) 500 g Möhren

2 TL Gemüsebrühe

1 l Wasser

abgekochtes Wasser

$1/_2$ TL Salz

Möhren waschen, putzen, kleinschneiden und mit der Gemüsebrühe im Wasser in etwa 30–40 Minuten weichkochen. Möhren durch ein feines Haarsieb streichen, mit abgekochtem Wasser wieder auf einen Liter auffüllen und das Salz zugeben. Die Portionen über den Tag verteilt essen.

Buchstabennudelsuppe mit Gemüsestreifen (Schonkost)

(Zutaten für 4 Portionen) 1 l Gemüsebrühe

2–3 Möhren

1 kleiner Zucchino

100 g Buchstabennudeln

(Bioladen oder Reformhaus)

Salz, Pfeffer

gehackte Petersilie

Die Gemüsebrühe aufkochen. Inzwischen die Möhren schälen und den Zucchino putzen. Das Gemüse grob raspeln und zusammen mit den Buchstabennudeln zu der Brühe geben. Etwa 10 Minuten kochen lassen. Mit den Gewürzen abschmecken.

Anhang

Tabelle 14: Fettgehalte ausgesuchter Lebensmittel

Fettreich	Fett (g)	Fettarm	Fett (g)
Fleisch (1 Portion)			
Schwein			
Bauchspeck, 100 g	89	Schnitzel, 125 g	8
Dicke Rippe, 180 g	28	Filet, 100 g	2
Kotelett, 150 g	48		
Hackfleisch, 125 g	25		
Rind			
Rinderbrust, 180 g	39	Gulasch, mager, 125 g	4
Frühstücksfleisch (Kons.), 100 g	25	Beefhack, 125 g	4
Hackfleisch, 125 g	18		
Geflügel			
Hähnchenfleisch mit Haut, 150 g	14	Hähnchenbrust, ohne Haut, 150 g	3
		Putenbrust, -schnitzel, 125 g	1, 3
Aufschnitt (pro Portion = 30 g)			
Bierschinken	6	Geflügelwurst	1
Blutwurst (Rotwurst)	12	Geflügel in Aspik	2
Fleischwurst	8	Corned beef	2
Leberwurst	12	Gek. Schinken ohne Fettrand	2
Salami	15	Lachsschinken	1
Koch- und Bratwurst			
(1 Stück oder 1 Portion)			
Bratwurst, fein, 115 g	31		
1 Knackwurst, 100 g	34		

Fettreich	Fett (g)	Fettarm	Fett (g)
Fisch *(1 Portion = 150 g)*			
Aal	27	Garnele (Krabbe), 100 g	1
Hering	14	Seelachs- oder Schollenfilet (ohne Panade)	1
Makrele	17		
Thunfisch	23		
Lachs, 1 Scheibe, 50 g	9		
Tiefkühlfisch			
Fischstäbchen, 100 g	4		
Schlemmerfilet, 100 g	10		
Konserven			
Rhein. Heringstopf, 200 g	78		
Gabelröllchen in Mayo, 125 g	60		
Thunfisch in Öl, 150 g	27		
Makrelenfilets in Tomatensoße, 190 g	35		
Milch- und Milchprodukte (1 Glas = 200 ml)			
Vollmilch, 3,5 %	8	Buttermilch	1
		Milch (fettarm), 1,5 %	3
		Magermilch	+
Joghurt, 3,5 %, 150 g	6	Joghurt, 0,3 %, 150 g	+
Knusper-Joghurt / Müsli, 175 g	11		
Frucht-Zwerge, 20 %, 50 g	3		
Fruchtquark, 1 Becher, 150 g	9	Speisequark, mager, 100 g	+
Speisequark, 40 %, 100 g	11		
Crème double, 1 Becher, 125 g	54		
Sahne, 100 g	32		
Crème fraîche, 125 g	38		
Käse (1 Portion = 30 g)			
Hartkäse, 45 % Fett i.d.Tr.	9	Hartkäse, 30 % Fett i.d.Tr.	5
Hartkäse, 60 % Fett i.d.Tr.	11		
Doppelrahmfrischkäse, 60 % Fett i.d.Tr.	8		
Bresso, 70 % Fett i.d.Tr.	13		
Camembert, 60 % Fett i.d.Tr.	10		

Fettreich	Fett (g)	Fettarm	Fett (g)
Brot, Kuchen und Gebäck			
1 Croissant, 60 g	21!	1 Brötchen, 50 g	1
		1 Knäckebrot, 10 g	+
		1 Weizenvollkornbrot, 40 g	+
Kuchen (1 Portion)			
Apfelkuchen aus Rührteig, 100 g	9	Apfelkuchen aus Hefeteig, 100 g	3
Blätterteigstückchen, 60 g	18		
Käsekuchen, 100 g	15		
Marmorkuchen, 70 g	11		
Makrone, 12 g	3		
Nußkuchen, 60 g	17		
Sahnetorte, 1 St. = 140 g	35		
Spritzgebäck, 10 g	3		
Kekse (1 Stück)			
Butterkeks, Schokolade, 14 g	4		
Dinosaurus, 20 g	5	Löffelbisquit, 5 g	+
Ohne Gleichen, 10 g	4	Zwieback, 10 g	1
Prinzenrolle, 23 g	5		
Waffeln mit Cremefüllung, 5 g	2		
Dominosteine, 12 g	1		
Zimtsterne, 6 g	2		

Fettreich	Fett (g)	Fettarm	Fett (g)
Süßes und Knabbereien			
Süßspeisen und Cremes (Instant, 1Portion)			
Dr. Oetker, Mousse au Chocolat	4		
Pudding	3		
Desserts (Kühlregal, 1 Becher)			
Dany Sahne, 125 g	6	Beerenfrüchte, 200 g	+
Nestlé, Birne Helene, 100 g	9		
Eiskrem			
Eis-Großpackungen			
Das Feine, Walnuß, 200 ml	20	Erdbeer-Sorbet, 125 ml	+
Manhattan, Double Chocol, 125 ml	13	Bottermelk fresh, 125 ml	2
Portionseis			
1 Nogger choc	21	1 Bambini Erdbeer	1
1 Magnum choc	20	1 Capri	+
1 Cornetto Nuß	14	(am besten Saft in Eisförmchen einfrieren)	+
Süßigkeiten			
Balisto, 1 Riegel	12	Goldbärchen	0
Corny Erdnuß, 1 Riegel	29	Maoam, 1 Pckg.	1
Hanuta, 1 Stück	7	Fruchtdrops	0
Milky way, 1 Riegel	5	Lakritzkonfekt, 200 g	11
Milchschnitte, 1 Stück	7		
Negerkuß, 1 Stück	3		
Salziges zum Knabbern			
Kartoffelchips, 50 g	16	Salzstangen oder	3
Cashewnüsse, 50 g	21	Salzbrezeln, 50 g	
Erdnüsse, 50 g	25		
Paranüsse, 50 g	33		
Walnußkern, 1 Stück	2		
Pistazien, 50 g	26		

Fettreich	Fett (g)	Fettarm	Fett (g)
Fette und Öle (1 TL = 5 g)			
Butter	4		
Margarine	4		
Margarine, halbfett	2		
Sonnenblumenöl	5		
Soßen			
Salatsoßen, selbst zubereitet:			
Essig-Öl-Marinade, 4 EL	3	Joghurt-Soße, 4 EL	+
		Zitronen-Kräuter-Soße, 4 EL	+
Trockensoße:			
Bratensoße, 4 EL	2		
Helle Soße, 4 EL	2		
Fertigsoßen:			
Delikateß-Mayonnaise, 82 % Fett (1 TL = 5 g)	4	Mayonnaise, extra leicht, 1 TL	1
Süße Aufstriche			
Nuß-Nugat-Creme, 1 TL	2	Fruchtkonfitüre, 1 TL	+
Salate (1 Portion = 100 g)			
Fleischsalat	25	Rohkostsalat	4
Geflügelsalat	29		
Krabbensalat	20		

Fettreich	Fett (g)	Fettarm	Fett (g)
Beilagen (Portion)			
Bratkartoffeln, 200 g	15	Salzkartoffeln	+
Kartoffelpuffer, 1 Stück, 50 g	5	Kartoffelpüree, 200 g	5
Pommes, 150 g	12	Kartoffelklöße	+
Kartoffelsalat, 250 g	10	Kartoffelsalat mit	
		Joghurtsoße, 250 g	2
		Vollkornreis, gek., 150 g	1
		Nudeln, gek., 150 g	2

+ enthält kaum Fett

Adressen

Allergie

Allergie- und Asthmatikerbund e. V.
Hindenburgstraße 110
41061 Mönchengladbach
Tel. 02161 / 18 30 24 oder
02161 / 12 0207

a.m.b. maser GmbH
Allergie- und Medizinalbedarf
Rathausstraße 15
44649 Herne
Tel. 02325 / 7 55 58
*(Empfehlungen für milchfreie Kost
gegen Schutzgebühr)*

Arbeitsgemeinschaft Allergiekrankes
Kind e. V. (AAK)
Hauptstraße 29
35745 Herborn
Tel. 02772 / 4 12 37
*(Hilfen für Kinder mit Asthma,
Ekzem oder Heuschnupfen)*

Deutscher Neurodermitiker Bund
e. V.
Mozartstraße 11
22083 Hamburg
Tel. 040 / 2 20 57 57

Deutsche Zöliakie-Gesellschaft e. V.
Filderhauptstraße 61
70599 Stuttgart
Tel. 0711 / 45 45 14

Anders einkaufen

Arbeitsgemeinschaft
Ökologischer Landbau (AGÖL)
Brandschneise 1
64295 Darmstadt
Tel. 06155 / 20 81

Bundesarbeitsgemeinschaft der
Lebensmittelkooperativen
c / o Annette Hoffstiepel
Im Mailand 131
44797 Bochum
Tel. und Fax.: 02 34 / 79 78 31
*(Info über regionale Einkaufscoops,
Rückporto beilegen)*

Stiftung Ökologie und Landbau
Weinstraße Süd 51
67098 Bad Dürkheim
Tel. 063 22 / 86 66

Ernährung

Auswertungs- und Informations-
dienst für Ernährung, Landwirtschaft & Forsten e. V. (AID)
Konstantinstraße 124
53179 Bonn
Tel. 02 28 / 8 49 90
(zum Teil kostenlose Broschüren und
Faltblätter zur Lebensmittelkunde
und zu allgemeinen Ernährungs-
themen)

Deutsche Gesellschaft für
Ernährung (DGE)
Feldbergstraße 28
60323 Frankfurt / Main
(kostenpflichtige Broschüren und
Faltblätter zur Ernährung von
Kindern)

Eltern für unbelastete Nahrung
Königsweg 7
24103 Kiel
Tel. 04 31 / 67 20 41

Elternverein Restrisiko
Nassaustraße 11
65187 Wiesbaden
Tel. 06 11 / 5 19 12

Forschungsinstitut für
Kinderernährung Dortmund
Heinstück 11
44225 Dortmund
Tel. 02 31 / 71 40 21
(Sprechstunde für offene Fragen)

Kinderernährungswerk e. V.
Sedanstraße 19
20146 Hamburg
Tel. 0 40 / 41 23-37 44

Eßprobleme

Beratungsstellen:
Bielefelder Zentrum bei
Eßstörungen e. V.
Marktstraße 35
33602 Bielefeld

Cinderella e. V.
Nußbaumstraße 7
80336 München

Dick und Dünn e. V.
Beratung bei Eßstörungen
Innsbrucker Straße 25
10825 Berlin

Dick und Dünn e. V.
Nachbarschaftshaus
Adam-Klein-Straße 6
90429 Nürnberg

Die Brücke e. V.
Walddörfer Straße 337
22047 Hamburg

Die Waage e. V.
Schopstraße 1
(Eingang Rombergstraße)
20255 Hamburg

Frankfurter Zentrum für
Eßstörungen e. V.
Hansaallee 18
60322 Frankfurt

Kasseler Beratungsstelle bei Eßstörungen
KABERA
Kurt-Schumacher-Straße
34117 Kassel

Hyperaktivität und Aufmerksamkeitsstörungen

Arbeitskreis Überaktives Kind e. V.
Dieterichstraße 9
30159 Hannover
Tel. 05 11 / 3 63 27 29
*(Beratung, kostenpflichtige
Broschüren, Adressen von Selbst-
hilfegruppen)*

Professor Egger
Dr. Von Haunersches Kinderspital
der Universität München
Lindwurmstraße 4
80337 München
Tel. 0 89 / 51 60 39 22 oder
0 89 / 51 60 31 26
(Info über oligoantigene Diät)

Rezepte

Register

Die Autorin

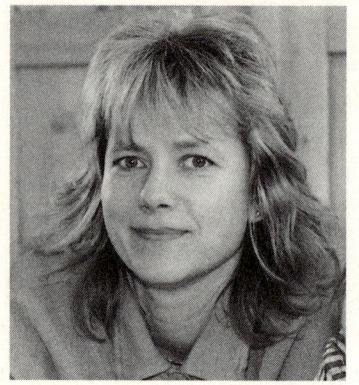

Beate Daas, Jahrgang 1958, Studium der Ökotrophologie (Ernährungswissenschaft), lebt mit ihrem Mann und ihren zwei Kindern (6 und 8 Jahre) in Schleswig-Holstein. Derzeit als Ernährungsberaterin tätig. Von ihr bereits erschienen das Erfolgsbuch: «Was mein Baby essen soll» (rororo Nr. 19592), zusammen mit Britta Ludwig.